Soins Infirmiers

en Neurochirurgie

Le Guide complet

ALEXANDRE CAREWELL

Table des matières

« *Neurochirurgie : spécialité médicale consacrée à la chirurgie du système nerveux, incluant le cerveau, la moelle épinière et les nerfs périphériques.* »

Chapitre 1 :
INTRODUCTION À LA NEUROCHIRURGIE

La neurochirurgie :
Définition et historique

La neurochirurgie, telle une danse délicate entre l'art et la science, est la spécialité médicale qui se consacre à l'étude, au diagnostic, au traitement chirurgical et à la prévention des maladies du système nerveux. Elle englobe non seulement le cerveau et la moelle épinière, mais aussi les nerfs périphériques qui serpentent à travers notre corps, relayant une multitude d'informations à chaque seconde. Mais comment cette fascinante discipline est-elle née ?

Le voyage de la neurochirurgie à travers les âges nous emmène loin dans le passé, bien avant que le terme lui-même ne soit formulé. Les preuves archéologiques révèlent que des trépanations, où une partie du crâne est retirée, ont été réalisées il y a plus de 7 000 ans. Incroyablement, ces anciennes interventions étaient parfois suivies de signes de guérison, suggérant que le patient avait survécu à la procédure. Les raisons de ces trépanations restent sujettes à débat : étaient-elles rituelles, thérapeutiques, ou peut-être même les deux ?

Au fil des siècles, l'intérêt pour la compréhension et le traitement du système nerveux a persisté, bien que la progression ait été entravée par les tabous culturels et religieux, et par les limites de la technologie et de la connaissance médicale. Ce n'est qu'à la Renaissance que les études anatomiques du cerveau ont commencé à gagner en précision, grâce à des pionniers comme Andreas Vesalius. Toutefois, la neurochirurgie en tant que discipline médicale distincte n'a véritablement émergé qu'au XIXe siècle, avec l'avènement de techniques chirurgicales plus sûres et d'une meilleure compréhension de l'asepsie.

Au XXe siècle, la neurochirurgie a connu des avancées rapides, notamment avec l'introduction de l'imagerie médicale, comme la tomographie par ordinateur et l'IRM. Ces outils ont non seulement permis aux chirurgiens de "voir" à l'intérieur du cerveau avant l'opération, mais ont également révolutionné le diagnostic et le traitement des affections neurologiques.

Le voyage de la neurochirurgie est une ode à la curiosité humaine et à notre quête incessante de compréhension. De l'âge de pierre à l'ère numérique, elle reflète notre désir de guérir et notre respect pour l'organe qui, plus que tout autre, définit notre humanité : le cerveau. Aujourd'hui, à l'aube d'une nouvelle ère marquée par l'innovation technologique et la recherche, la neurochirurgie continue de repousser les frontières du possible, promettant un avenir encore plus lumineux pour les patients du monde entier.

Importance de l'infirmier dans le service de neurochirurgie

L'infirmier en neurochirurgie est bien plus qu'un simple exécutant des prescriptions médicales : il est le pivot central, le gardien vigilant des patients qui se trouvent dans un état souvent délicat, voire critique. Sa présence, son expertise et sa capacité à intervenir rapidement sont fondamentales à chaque étape du parcours de soins en neurochirurgie.

Au cœur de cette discipline complexe, l'infirmier est le trait d'union entre le patient, la famille et l'équipe médicale. Son rôle s'étend bien au-delà des soins cliniques de base. Il évalue de manière continue l'état neurologique du patient, interprétant des signes subtils de détérioration ou d'amélioration, et ajuste les soins en conséquence. Une variation minime de la conscience ou une légère différence dans la réactivité pupillaire peut être un indicateur crucial pour un patient neurochirurgical, et c'est l'infirmier qui, le plus souvent, repère ces changements.

En outre, l'infirmier en neurochirurgie est souvent confronté à des situations d'urgence, nécessitant une intervention rapide et précise. Un œdème cérébral, une hémorragie post-opératoire ou des complications dues à une pression intracrânienne élevée peuvent survenir sans préavis, faisant de la capacité de l'infirmier à agir efficacement une nécessité vitale.

Mais l'importance de l'infirmier ne s'arrête pas aux soins directs du patient. Il joue un rôle essentiel dans l'éducation du patient et de sa famille, les aidant à comprendre la maladie, la procédure chirurgicale, et le processus de récupération. Cette communication est essentielle pour établir la confiance, réduire l'anxiété et garantir une collaboration efficace tout au long du processus de guérison.

La relation de soin ne se limite pas à la période d'hospitalisation. L'infirmier accompagne également le patient dans sa transition vers les soins à domicile ou vers d'autres structures, s'assurant que les besoins spécifiques de chaque patient sont anticipés et satisfaits.
En somme, l'infirmier en neurochirurgie est une figure incontournable, un pilier sur lequel repose le succès de tout le service. Sa connaissance approfondie des spécificités de la neurochirurgie, combinée à une capacité d'empathie et de communication, fait de lui un acteur clé

dans la prise en charge des patients. Dans ce ballet chirurgical où chaque seconde compte, où chaque décision peut influer sur le résultat final, l'infirmier est non seulement un observateur attentif, mais également un intervenant essentiel, garantissant que chaque patient reçoive les meilleurs soins possibles.

Les défis et les enjeux spécifiques de la spécialité

La neurochirurgie, malgré ses avancées phénoménales, n'est pas sans défis. Comme toute spécialité médicale évolutive, elle est confrontée à une série d'obstacles et d'enjeux, tant d'un point de vue technique que relationnel ou éthique.

Premièrement, l'aspect technique. Le système nerveux, constitué du cerveau, de la moelle épinière et des nerfs périphériques, est d'une complexité ahurissante. Intervenir chirurgicalement dans cet enchevêtrement délicat de neurones et de synapses nécessite une précision millimétrique. De minuscules erreurs peuvent entraîner des séquelles irréversibles, rendant chaque intervention à la fois passionnante et redoutable. À cela s'ajoute la rapidité de l'évolution technologique. Les chirurgiens et leurs équipes doivent constamment se former aux nouvelles méthodes, aux nouveaux outils, tout en gérant les implications de ces innovations.

Sur le plan relationnel, la neurochirurgie se trouve souvent à la croisée des chemins entre espoir et réalité. Gérer les attentes des patients et de leurs familles, tout en équilibrant l'optimisme et la réalité des pronostics, est un exercice délicat. L'infirmier en neurochirurgie doit souvent endosser le rôle de soutien émotionnel, accompagnant les familles dans des moments de joie, mais aussi de détresse.

L'éthique, quant à elle, joue un rôle primordial dans cette discipline. Dans certains cas, des décisions doivent être prises concernant la poursuite ou non d'un traitement, la réalisation d'une intervention risquée, ou la gestion de situations de fin de vie. La frontière entre prolonger la vie et préserver la qualité de vie est souvent floue, demandant aux professionnels de la santé une réflexion profonde et une communication ouverte avec les patients et leurs familles.

Les enjeux économiques et sociaux ne peuvent être ignorés. Dans de nombreuses régions du monde, l'accès à la neurochirurgie de qualité est limité, entravé par le manque de ressources, de formations ou d'infrastructures. Réduire ces inégalités est un défi de taille, nécessitant des collaborations internationales et une volonté politique forte.

Enfin, la neurochirurgie, comme tout domaine médical, est confrontée à la nécessité de former la prochaine génération de professionnels. Assurer une formation de qualité, tout en intégrant les avancées technologiques et les défis éthiques contemporains, est crucial pour garantir l'excellence future de la spécialité.

Face à ces défis, la neurochirurgie ne cesse d'évoluer, de s'adapter, et de repousser les limites. Chaque jour, les professionnels de ce domaine relèvent avec passion et dévouement les défis qui se présentent à eux, guidés par leur engagement indéfectible envers leurs patients.

Chapitre 2 :
ANATOMIE ET PHYSIOLOGIE
DU SYSTÈME NERVEUX

Les structures principales :
cerveau, moelle épinière, nerfs

Le système nerveux central, où réside l'essence même de notre être, est un orchestre complexe et finement accordé de structures interconnectées. Voyons de plus près ces composantes majestueuses: le cerveau, la moelle épinière et les nerfs.

1. Le cerveau :

Au sommet de cette hiérarchie se trouve le cerveau, une masse spongieuse d'environ 1,4 kilogrammes, abritant des milliards de neurones. Il est divisé en plusieurs régions distinctes, chacune ayant ses propres responsabilités:

- *Le cortex cérébral:* La couche externe du cerveau, responsable de la pensée, de la perception, de la production et de la compréhension du langage. Il est subdivisé en lobes : frontal, pariétal, occipital et temporal.
- *Le cervelet:* Situé sous le cortex, il joue un rôle clé dans la coordination des mouvements et l'équilibre.
- *Le tronc cérébral:* Reliant le cerveau à la moelle épinière, il gère les fonctions vitales telles que la respiration, la fréquence cardiaque et la digestion.
- *Le système limbique:* Composé de l'hippocampe, de l'amygdale et de l'hypothalamus, il est le centre des émotions, de la mémoire et des comportements associés.

2. La moelle épinière :

Descendant du tronc cérébral, elle est protégée par la colonne vertébrale. Cette bande nerveuse transmet les informations entre le cerveau et le reste du corps. Elle est composée de neurones et de tracts nerveux qui transmettent les signaux en montant vers le cerveau ou en descendant vers les muscles et autres organes.

3. Les nerfs :

Ces faisceaux de fibres nerveuses jouent le rôle de messagers du corps. Ils transportent l'information entre le cerveau, la moelle épinière et le reste du corps.

- *Les nerfs crâniens:* Douze paires émanant directement du cerveau, elles contrôlent des fonctions telles que la vision, l'audition, l'odorat et les mouvements du visage.
- *Les nerfs rachidiens:* Émergeant de la moelle épinière, ils transmettent des informations entre cette dernière et le reste du corps.
- *Les nerfs périphériques:* Ils constituent le réseau qui relie le reste du corps aux nerfs rachidiens et crâniens. Ils sont responsables de la sensation et des mouvements dans les membres et d'autres parties du corps.

Ces structures, avec leur interconnexion complexe, forment un réseau incroyablement sophistiqué qui commande presque toutes les fonctions de notre corps. Elles sont à la fois robustes et délicates, capables de merveilles mais aussi vulnérables aux blessures et aux maladies. C'est pourquoi la neurochirurgie, dédiée à la préservation et à la restauration de ces structures, est une discipline si essentielle et respectée.

Les maladies et affections courantes en neurochirurgie

La neurochirurgie est dédiée à la prise en charge chirurgicale des affections du système nerveux. Les pathologies et affections que rencontrent les neurochirurgiens sont diverses et variées, allant des tumeurs cérébrales aux troubles de la colonne vertébrale. Découvrons quelques-unes des maladies et affections les plus couramment traitées en neurochirurgie :

1. Tumeurs cérébrales :
Ces masses anormales de cellules peuvent être bénignes ou malignes. Leur emplacement, leur taille et leur type déterminent les symptômes ainsi que les modalités de traitement.

2. Anévrismes cérébraux :
Il s'agit de dilatations anormales des parois des vaisseaux sanguins dans le cerveau, pouvant entraîner une hémorragie cérébrale en cas de rupture.

3. Malformations artério-veineuses (MAV) :
Ce sont des connexions anormales entre les artères et les veines, principalement dans le cerveau et la moelle épinière, qui peuvent provoquer des saignements ou des crises d'épilepsie.

4. Hernies discales :
Il s'agit du déplacement anormal d'un disque intervertébral qui peut comprimer les nerfs rachidiens, provoquant douleur, faiblesse ou engourdissement.

5. Sténose spinale :
Rétrécissement du canal spinal qui peut comprimer la moelle épinière ou les nerfs, entraînant des symptômes neurologiques.

6. Traumatismes crânio-cérébraux :
Blessures au cerveau résultant d'un impact ou d'un traumatisme, qui peuvent varier de légères à sévères.

7. Hydrocéphalie :
Accumulation anormale de liquide céphalorachidien dans ou autour du cerveau, nécessitant souvent la pose d'un shunt pour drainer l'excès de liquide.

8. Tumeurs de la moelle épinière :
Masses anormales se développant à l'intérieur ou autour de la moelle épinière.

9. Maladies vasculaires cérébrales :
Elles comprennent diverses affections, telles que les accidents vasculaires cérébraux (AVC) ou les occlusions de vaisseaux.

10. Épilepsie :
Trouble neurologique où les activités électriques du cerveau deviennent anormales, causant des crises répétées. La chirurgie peut être envisagée lorsque les médicaments ne sont pas efficaces.

11. Maladies dégénératives :
Comme la maladie de Parkinson ou la maladie de Huntington, pour lesquelles des interventions chirurgicales, telles que la stimulation cérébrale profonde, peuvent être proposées.

12. Infections du système nerveux :
Comme les abcès cérébraux ou les empyèmes, qui peuvent nécessiter une intervention chirurgicale pour le drainage.

Ces affections, bien qu'elles soient parmi les plus courantes, ne représentent qu'une fraction des maladies que les neurochirurgiens peuvent être amenés à traiter. Chacune présente ses propres défis et nécessite une approche individualisée, mettant en lumière la complexité et l'importance cruciale de la neurochirurgie dans la prise en charge des patients.

Le fonctionnement du système nerveux : de la synapse à la conscience

Le système nerveux est un réseau complexe qui orchestre presque toutes les fonctions de notre corps, des battements de cœur inconscients à l'art de la réflexion profonde. Pour comprendre comment nous passons d'une simple connexion entre deux cellules à la capacité d'expérimenter la conscience, il est essentiel d'explorer la structure et le fonctionnement du système nerveux, depuis la synapse jusqu'à la phénoménologie de la conscience elle-même.

1. La synapse : La première étape de la communication neuronale

Au cœur du système nerveux se trouvent les neurones, des cellules spécialisées qui transmettent des informations électriques et chimiques. Lorsqu'un neurone est activé, il envoie un signal électrique le long de son axone jusqu'à ses terminaisons, où il doit communiquer avec le neurone suivant. Ce point de communication est appelé synapse. Ici, des substances chimiques, les neurotransmetteurs, sont libérées dans la fente synaptique, où elles se lient à des récepteurs spécifiques sur le neurone voisin, provoquant ou inhibant son activation.

2. Les circuits neuronaux : La danse synchronisée des neurones

Des milliards de ces synapses forment d'immenses réseaux de neurones. Ces circuits neuronaux permettent l'intégration des informations provenant de diverses sources, leur traitement et leur transmission à d'autres régions du cerveau ou du corps. Par exemple, un simple toucher sur la peau peut activer un circuit qui envoie des informations au cerveau, lequel réagit en générant une sensation et peut-être un mouvement en réponse.

3. Les régions cérébrales : Les orchestrateurs de la fonction

Le cerveau humain est composé de nombreuses régions spécialisées, chacune jouant un rôle distinct. Le cortex visuel traite l'information visuelle, tandis que le cortex auditif traite l'information auditive. D'autres zones, comme le cortex préfrontal, sont impliquées dans la pensée abstraite, la planification et la prise de décision.

4. La conscience : Le mystère de l'expérience subjective

La conscience est l'une des grandes énigmes de la neuroscience. Comment ces circuits électriques et chimiques produisent-ils l'expérience subjective, le sentiment d'être "soi" ? De nombreuses théories existent, de l'idée que la conscience émerge de la complexité des connexions neuronales, à des perspectives plus philosophiques sur la nature de l'existence. Ce que l'on sait, c'est que certaines régions du cerveau, notamment le cortex préfrontal, semblent jouer un rôle clé dans la conscience.

5. De la conscience à la cognition : L'émergence de la pensée

La conscience ne s'arrête pas à la simple expérience. Elle est le fondement de nos capacités cognitives : réflexion, mémoire, apprentissage, émotion. Ces processus sont le résultat de régions cérébrales interagissant dans des réseaux dynamiques, échangeant constamment des informations et s'adaptant en fonction des besoins et des stimuli.

Le voyage du signal d'une synapse à la richesse de la conscience humaine est un ballet complexe d'activités électriques, chimiques et connectives. Cette danse neuronale, si finement orchestrée, est au cœur de ce que signifie être humain, liant la biologie à l'expérience, la matière à l'esprit.

Chapitre 3 :
LA PRÉPARATION DU PATIENT
POUR LA CHIRURGIE

Évaluation préopératoire et bilan complet

Avant toute intervention chirurgicale, en particulier dans le domaine aussi délicat que la neurochirurgie, il est impératif de procéder à une évaluation préopératoire approfondie. Cette évaluation vise à comprendre l'état général du patient, à identifier les risques potentiels liés à l'opération et à préparer au mieux la procédure chirurgicale à venir. Examinons de plus près les étapes et les composants de ce bilan préopératoire.

1. Anamnèse médicale :
La première étape consiste à recueillir un historique médical complet du patient, incluant :
- Maladies antérieures
- Interventions chirurgicales précédentes
- Traitements médicamenteux en cours et allergies
- Habitudes de vie (tabac, alcool, drogues, activité physique, etc.)

2. Examen clinique :
Il est crucial d'évaluer l'état neurologique du patient à travers divers tests :
- Tests moteurs et sensoriels
- Evaluation des réflexes
- Tests d'équilibre et de coordination
- Evaluation des fonctions cognitives

3. Examens complémentaires :
En fonction de la pathologie suspectée ou connue, diverses investigations sont entreprises :

Imagerie médicale : IRM (Imagerie par Résonance Magnétique), scanner cérébral, angiographie pour visualiser les vaisseaux, etc.

Études électrophysiologiques : EEG (électroencéphalogramme) pour mesurer l'activité électrique du cerveau, EMG (électromyogramme) pour étudier l'activité musculaire, etc.

Bilans sanguins : ils permettent d'évaluer la fonction rénale, hépatique, les niveaux d'électrolytes, la coagulation, entre autres.

4. Consultations spécialisées :

Selon la pathologie ou les comorbidités du patient, des consultations avec d'autres spécialistes peuvent être nécessaires :

- Cardiologue
- Pneumologue
- Endocrinologue
- Anesthésiste-réanimateur pour évaluer les risques anesthésiques

5. Evaluation psychologique :

Compte tenu de la nature invasive de la chirurgie neurologique, il est souvent utile d'évaluer la santé mentale du patient, ses attentes concernant l'opération et sa capacité à faire face au stress pré- et post-opératoire.

6. Préparation préopératoire :

Une fois le bilan complet effectué, des mesures préopératoires sont entreprises :

- Ajustement des médicaments
- Instructions concernant le jeûne
- Informations sur les risques et bénéfices de l'intervention
- Consentement éclairé du patient

Cette évaluation préopératoire exhaustive assure que chaque patient est traité avec le plus grand soin, réduisant ainsi les risques associés à l'intervention tout en optimisant les chances d'un résultat chirurgical favorable.

Préparation psychologique du patient et de sa famille

Face à une intervention neurochirurgicale, les émotions peuvent être particulièrement intenses, non seulement pour le patient lui-même mais aussi pour sa famille. La préparation psychologique est alors essentielle pour assurer la sérénité et la compréhension de tous face à la situation. Elle peut influencer positivement le processus de guérison, la satisfaction patient et la collaboration avec l'équipe médicale. Voici les étapes clés pour préparer mentalement un patient et sa famille à une intervention neurochirurgicale.

1. Information claire et transparente :
Il est primordial de fournir au patient et à sa famille une information détaillée sur :
- La nature de la maladie ou de la lésion
- Le déroulement de l'intervention
- Les risques et bénéfices associés
- Les suites post-opératoires anticipées

2. Espaces d'écoute et d'expression :
Des séances avec un psychologue ou un psychiatre peuvent être proposées pour permettre au patient et à ses proches d'exprimer leurs craintes, leurs doutes et leurs espoirs.

3. Groupes de soutien :
Mettre en contact le patient ou sa famille avec des groupes de soutien ou d'autres patients ayant subi des interventions similaires peut s'avérer bénéfique. Ces échanges permettent de partager des expériences, des **conseils et de briser le sentiment d'isolement.**

4. Techniques de relaxation :
Des méthodes comme la méditation, la respiration profonde, la visualisation ou la musique peuvent aider à réduire l'anxiété pré-opératoire.

5. Préparation à l'hospitalisation :
Il est important de familiariser le patient avec l'environnement hospitalier, de lui expliquer les différentes étapes de son séjour, depuis son admission jusqu'à sa sortie.

6. Implication de la famille :
La famille joue un rôle crucial dans le soutien émotionnel. Les rassurer et les impliquer activement dans le processus de soins peut renforcer le sentiment de sécurité du patient.

7. Discussions sur les aspects pratiques :
Parler des questions logistiques (durée d'hospitalisation, convalescence, rééducation éventuelle, etc.) peut diminuer l'anxiété en clarifiant les étapes à venir.

8. Consentement éclairé :
S'assurer que le patient comprend pleinement l'intervention, ses implications et qu'il donne son consentement de manière éclairée et volontaire.

9. Suivi post-opératoire :
La préparation psychologique ne s'arrête pas à la chirurgie. Un suivi régulier avec un soutien psychologique après l'opération peut aider à gérer le stress, les complications éventuelles et les émotions liées à la convalescence.

Une préparation psychologique soignée est un élément essentiel pour optimiser les résultats chirurgicaux et assurer le bien-être mental et émotionnel du patient et de sa famille. La chirurgie, surtout dans le domaine de la neurochirurgie, n'est pas seulement un acte technique : elle engage la globalité de l'être humain, dans ses dimensions corporelle, émotionnelle et sociale.

Le rôle crucial de l'infirmier dans la phase préopératoire

La phase préopératoire est une période essentielle dans le parcours chirurgical d'un patient, car elle jette les bases d'une intervention réussie et d'une convalescence sereine. L'infirmier joue un rôle pivot lors de cette phase, se positionnant comme le maillon central entre le patient, la famille et l'équipe médicale. Examinons de plus près cette responsabilité multidimensionnelle de l'infirmier en neurochirurgie pendant la période préopératoire.

1. Education et information du patient :
L'infirmier prend en charge l'éducation thérapeutique du patient, s'assurant que ce dernier comprend la nature de sa maladie, le déroulement de l'intervention, les risques associés et les suites post-opératoires prévisibles. Cette transmission d'informations est adaptée au niveau de compréhension de chaque patient.

2. Evaluation clinique :
Avant l'intervention, l'infirmier procède à une évaluation clinique du patient, recueillant des données sur son état de santé, ses antécédents médicaux et chirurgicaux, ses traitements actuels et toute autre information pertinente qui pourrait influer sur le déroulement de l'opération.

3. Coordination avec l'équipe médicale :
L'infirmier est souvent le premier point de contact entre le patient et l'équipe médicale. Il assure la liaison, transmet les informations pertinentes aux médecins, anesthésistes et chirurgiens, et s'assure que toutes les évaluations nécessaires sont réalisées.

4. Préparation émotionnelle du patient :
Au-delà de la dimension purement clinique, l'infirmier est également à l'écoute des inquiétudes et des émotions du patient, offrant un soutien psychologique et proposant des ressources pour aider le patient à gérer son stress préopératoire.

5. Gestion des aspects logistiques :
L'infirmier organise et coordonne les différents examens préopératoires, veille à ce que le patient soit à jeun si nécessaire, prépare le matériel et les dispositifs

nécessaires pour l'intervention, et s'assure que toutes les consignes préopératoires sont respectées.

6. Prévention des complications :
Grâce à son expertise, l'infirmier est en mesure d'identifier les patients à risque et de mettre en place des mesures préventives, comme la prophylaxie des infections ou la gestion des médicaments anticoagulants.

7. Consentement éclairé :
L'infirmier s'assure que le patient a bien compris toutes les implications de l'intervention et qu'il a donné son consentement en toute connaissance de cause.

8. Soutien à la famille :
L'infirmier est aussi une ressource pour la famille, offrant des informations, répondant aux questions et apaisant les inquiétudes.

Le rôle de l'infirmier dans la phase préopératoire est crucial, car il englobe des dimensions cliniques, éducatives, émotionnelles et logistiques. Il est le garant d'une préparation optimale du patient, tant sur le plan physique que psychologique, assurant ainsi les meilleures conditions pour une intervention réussie.

Chapitre 4 :
LES PROCÉDURES CHIRURGICALES COURANTES EN NEUROCHIRURGIE

Craniotomie : techniques, indications et défis

La craniotomie est une intervention chirurgicale consistant à ouvrir le crâne pour accéder au cerveau. Elle est couramment pratiquée en neurochirurgie pour traiter une variété de pathologies. Dans ce contexte, abordons la craniotomie, ses techniques, ses indications, et les défis associés.

1. Techniques de craniotomie :

Craniotomie standard : Cette technique consiste à réaliser une incision cutanée sur le cuir chevelu, à repousser les couches musculaires et à retirer un morceau d'os du crâne, appelé volet osseux, à l'aide d'une scie spéciale. Une fois l'intervention terminée, le volet osseux est remis en place et fixé.

Craniotomie endoscopique : Elle utilise un endoscope, qui est un tube mince muni d'une caméra, introduit par une petite ouverture dans le crâne. Cela permet d'accéder à des zones du cerveau difficilement accessibles avec une craniotomie standard.

Stéréotaxie : C'est une technique qui utilise des images médicales pour guider précisément les instruments chirurgicaux vers une cible spécifique dans le cerveau, à travers une petite ouverture.

2. Indications de la craniotomie :

Tumeurs cérébrales : Pour exciser des tumeurs bénignes ou malignes.

- **Hémorragies cérébrales :** Pour évacuer un hématome ou stopper une hémorragie.
- **Lésions vasculaires :** Pour traiter des anévrismes ou des malformations artério-veineuses.
- **Traumatismes crâniens :** Pour soulager une pression intracrânienne ou réparer une fracture du crâne.
- **Épilepsie :** Dans certains cas, pour retirer la zone du cerveau responsable des crises.
- **Implantation d'électrodes :** Pour la stimulation cérébrale profonde dans des conditions comme la maladie de Parkinson.

3. Défis associés à la craniotomie :

- **Précision :** Le cerveau est un organe complexe et délicat. Tout mouvement inexact peut avoir des conséquences irréversibles.
- **Sécurité :** Il est crucial de protéger le cerveau contre tout dommage potentiel, comme les infections, les saignements ou les lésions.
- **Durée de l'opération :** Les craniotomies peuvent être longues, ce qui exige une concentration soutenue de l'équipe chirurgicale et pose des défis en matière d'anesthésie.
- **Communication :** Dans certaines craniotomies, le patient peut être éveillé afin de préserver les fonctions essentielles du cerveau. Cela nécessite une excellente communication entre le chirurgien, l'infirmier, l'anesthésiste et le patient.
- **Réadaptation :** La période post-opératoire peut nécessiter une réadaptation intensive, surtout si des zones fonctionnelles du cerveau ont été affectées.

La craniotomie est une intervention majeure qui exige une expertise chirurgicale et une coordination d'équipe remarquables. Alors que les techniques et les technologies continuent d'évoluer, la craniotomie reste un pilier de la neurochirurgie, offrant de l'espoir à de nombreux patients atteints de pathologies cérébrales.

Chirurgie de la colonne vertébrale : du disque intervertébral à la fusion

La chirurgie de la colonne vertébrale est un sous-domaine de la neurochirurgie et de la chirurgie orthopédique qui traite des maladies et des lésions de la colonne vertébrale. Ces interventions peuvent aller de la simple discectomie à des procédures plus complexes telles que la fusion vertébrale. Plongeons dans cette fascinante exploration, de la base du disque intervertébral aux procédures de fusion.

1. Le disque intervertébral : Anatomie et fonction
Situé entre chaque vertèbre, le disque intervertébral joue un rôle d'amortisseur, permettant la mobilité de la colonne tout en protégeant les vertèbres des chocs. Il est constitué d'un noyau pulpeux central entouré par l'annulus fibrosus, une structure plus rigide.

2. Pathologies courantes associées au disque intervertébral :
  • **Hernie discale :** Lorsque le noyau pulpeux fait saillie à travers l'annulus fibrosus, il peut comprimer les racines nerveuses ou la moelle épinière, causant douleur et dysfonctionnement neurologique.
  • **Dégénérescence discale :** Avec l'âge ou en raison de sollicitations répétées, le disque peut s'user, perdre de sa hauteur et de son élasticité, ce qui peut causer douleurs et instabilité.

3. Interventions courantes sur le disque intervertébral :
  • **Discectomie :** Elle consiste à retirer tout ou partie du disque intervertébral qui exerce une pression sur les nerfs ou la moelle épinière. Elle peut être réalisée par voie ouverte ou à l'aide d'instruments endoscopiques.
  • **Microdiscectomie :** Une forme minimale invasive de discectomie utilisant un microscope pour visualiser le champ opératoire.

4. Fusion vertébrale :
Lorsque l'instabilité ou la pathologie de la colonne l'exige, deux vertèbres adjacentes peuvent être fusionnées pour former une unité solide. Ce processus implique l'utilisation de greffes osseuses, de plaques, de vis et de tiges pour immobiliser la colonne pendant que l'os se consolide.

Fusion antérieure de la colonne cervicale (ACDF) : Cette procédure aborde la colonne par l'avant (côté antérieur) pour retirer le disque endommagé et fusionner les vertèbres.

Fusion postérieure (PLIF ou TLIF) : Approchée par l'arrière, cette méthode est couramment utilisée pour les segments lombaires de la colonne.

5. Défis et avancées :
La chirurgie de la colonne vertébrale, bien qu'efficace, comporte des risques. Les complications peuvent inclure des infections, des saignements, des lésions nerveuses ou une non-fusion (pseudoarthrose). Cependant, les avancées technologiques, comme la chirurgie assistée par robot, la navigation chirurgicale, et les biomatériaux innovants, ouvrent la voie à des interventions plus sûres et plus efficaces.

La chirurgie de la colonne vertébrale est un domaine complexe et en constante évolution, combinant l'art et la science pour restaurer la fonction, soulager la douleur et améliorer la qualité de vie des patients. Des simples procédures sur le disque intervertébral aux fusions sophistiquées, chaque intervention nécessite une planification minutieuse, une expertise chirurgicale et une prise en charge post-opératoire rigoureuse.

Procédures endovasculaires :
une alternative moins invasive

Le monde de la neurochirurgie a été révolutionné par l'avènement des procédures endovasculaires, qui offrent une alternative moins invasive à la chirurgie ouverte traditionnelle pour traiter les pathologies vasculaires du cerveau. Ces interventions, réalisées à l'intérieur des vaisseaux, exploitent les voies d'accès naturelles du corps, permettant de traiter des conditions qui, autrefois, nécessitaient de grandes incisions et des temps de récupération plus longs. Examinons de plus près ces interventions innovantes.

1. Qu'est-ce que la procédure endovasculaire ?
L'approche endovasculaire se fait par les vaisseaux sanguins. En utilisant des techniques d'imagerie en temps réel, comme la fluoroscopie, le chirurgien insère des cathéters, des fils guides et d'autres instruments spécialisés à travers une petite incision, souvent à l'aine, et les dirige vers le site de traitement dans le cerveau ou la colonne vertébrale.

2. Avantages des procédures endovasculaires :
- **Moins invasive :** Évite les grandes incisions et minimise les dommages aux tissus environnants.
- **Récupération plus rapide :** Les patients peuvent souvent quitter l'hôpital plus tôt et reprendre leurs activités normales plus rapidement.
- **Moins de douleur post-opératoire :** La nature moins invasive de la procédure réduit souvent la douleur et le besoin de médicaments.
- Possibilité de traiter des patients non éligibles à la chirurgie ouverte.

3. Applications courantes :
- **Anévrismes cérébraux :** Les spirales, ou coils, peuvent être déposées à l'intérieur d'un anévrisme pour favoriser la coagulation et prévenir la rupture.

Malformations artério-veineuses (MAV) : Injection d'un agent embolisant pour obstruer la MAV.

Sténose carotidienne : Utilisation de stents pour maintenir l'ouverture des artères rétrécies.

Thrombectomie mécanique : En cas d'accident vasculaire cérébral (AVC), un dispositif spécialisé peut être utilisé pour retirer un caillot bloquant un vaisseau cérébral.

4. Limitations et défis :

Compétence technique : Les procédures endovasculaires nécessitent une formation spécialisée et une grande habileté.

Risques associés : Bien que rares, les complications peuvent inclure des réactions allergiques au produit de contraste, des saignements, des infections ou des lésions vasculaires.

Accessibilité : Toutes les pathologies ne sont pas accessibles ou traitables par voie endovasculaire.

5. L'avenir des procédures endovasculaires :

Avec le développement de nouvelles technologies, d'instruments plus fins et plus flexibles et de matériaux biomédicaux avancés, le champ des interventions endovasculaires est en constante évolution. La recherche se poursuit pour améliorer la sécurité, l'efficacité et l'étendue des traitements disponibles.

Les procédures endovasculaires représentent une révolution dans la prise en charge des pathologies vasculaires neurologiques. Elles offrent une option moins invasive, réduisent la morbidité et accélèrent la récupération, changeant ainsi la donne pour de nombreux patients à travers le monde.

Chapitre 5 :
L'INFIRMIER AU BLOC OPÉRATOIRE

Préparation du matériel
et des dispositifs médicaux

Dans le domaine de la neurochirurgie, la préparation méticuleuse du matériel et des dispositifs médicaux est primordiale pour garantir non seulement l'efficacité de l'intervention, mais aussi la sécurité du patient. De l'ouverture stérile des emballages au contrôle des instruments chirurgicaux, chaque étape nécessite une précision sans faille et une connaissance approfondie des équipements. Approfondissons ce processus essentiel.

1. Évaluation des besoins :
Avant toute intervention, il est crucial de comprendre la nature de la chirurgie et les exigences spécifiques en matière d'équipement. Cette étape implique souvent une communication étroite entre le chirurgien, l'infirmier instrumentiste et le personnel du bloc opératoire.

2. Rassemblement du matériel :
- **Liste de vérification :** Une liste exhaustive des instruments, des dispositifs et des fournitures nécessaires est préparée et validée.
- **Kit de chirurgie :** De nombreux kits pré-assemblés sont disponibles pour des procédures spécifiques, garantissant que tous les instruments essentiels sont présents.
- **Équipements spéciaux :** Certains équipements, tels que les microscopes chirurgicaux, les dispositifs de navigation ou les aspirateurs ultrasoniques, peuvent nécessiter une préparation spéciale.

3. Stérilisation :

Nettoyage : Tous les instruments sont d'abord soigneusement nettoyés pour éliminer les débris et les contaminants.

Autoclavage : Une machine appelée autoclave utilise la vapeur sous pression pour stériliser les instruments.

Contrôle de la stérilité : Des indicateurs biologiques et chimiques sont utilisés pour garantir la stérilité après l'autoclavage.

4. Préparation sur le champ opératoire :

Environnement stérile : La salle opératoire est soigneusement préparée pour maintenir un environnement stérile, incluant le port de tenues chirurgicales, de masques, de coiffes et de gants.

Organisation des instruments : L'infirmier instrumentiste organise les instruments sur la table de manière logique, en anticipant les besoins du chirurgien pendant la procédure.

5. Maintenance et contrôle qualité :

Examen régulier : Les instruments sont régulièrement inspectés pour détecter tout signe d'usure, de corrosion ou de dysfonctionnement.

Maintenance des équipements : Les équipements électroniques et les dispositifs médicaux sont soumis à des contrôles réguliers pour garantir leur bon fonctionnement.

6. Gestion des consommables :

Suivi des stocks : Un inventaire régulier des fournitures est effectué pour garantir la disponibilité des consommables essentiels.

Gestion des périmés : Les produits avec une date d'expiration sont surveillés et éliminés conformément aux directives.

7. Formation continue :
Avec l'évolution rapide de la technologie médicale, il est essentiel que le personnel soit formé aux derniers instruments, dispositifs et techniques. Les ateliers, les démonstrations et les formations formelles garantissent que l'équipe est toujours à jour.

La préparation du matériel et des dispositifs médicaux en neurochirurgie est un art qui exige rigueur, attention aux détails et une formation continue. Chaque instrument, chaque dispositif a une fonction précise qui, lorsqu'il est utilisé correctement, peut faire la différence entre le succès et l'échec d'une procédure. La responsabilité repose sur les épaules de l'équipe du bloc opératoire, dont le dévouement et l'expertise assurent une prise en charge optimale du patient.

La communication avec le neurochirurgien : un ballet parfaitement orchestré

En plein cœur du bloc opératoire, une danse silencieuse se joue. Dans cet espace où chaque milliseconde compte, où la précision est le maître mot, la communication entre l'infirmier et le neurochirurgien est essentielle. C'est une relation basée sur la confiance mutuelle, l'anticipation des besoins et une compréhension approfondie de la complexité de la neurochirurgie. C'est un ballet dont chaque pas, chaque geste, doit être parfaitement orchestré pour assurer la sécurité et le succès de l'intervention.

1. Une confiance mutuelle :
La base de toute collaboration réussie entre le neurochirurgien et l'infirmier est la confiance. Cette confiance est construite sur des années d'expérience, de

formations partagées et de nombreuses heures passées ensemble au bloc opératoire.

2. Anticipation des besoins :

Connaissance de la procédure : L'infirmier doit avoir une connaissance approfondie de la procédure qui sera réalisée. Cela lui permet d'anticiper les instruments et le matériel dont le chirurgien aura besoin à chaque étape.

Écoute active : Même sans parole, les gestes, le regard, la posture du chirurgien donnent des indices à l'infirmier sur les besoins immédiats.

3. Une communication concise et claire :

Terminologie commune : Utiliser une terminologie médicale et chirurgicale standardisée permet d'éviter les malentendus.

Feedback constant : Toute demande ou question est immédiatement suivie d'une réponse, garantissant que les deux parties sont toujours synchronisées.

4. Sensibilisation aux nuances :

Réactivité : Lors d'une chirurgie, des situations inattendues peuvent survenir. L'infirmier doit être capable de réagir rapidement, en fournissant le bon outil ou en assistant le chirurgien de la manière appropriée.

Conscience de l'espace : Dans le bloc opératoire, l'espace est précieux. L'infirmier doit constamment être conscient de son positionnement et de celui du chirurgien pour éviter toute perturbation.

5. Débriefing post-opératoire :

Après chaque intervention, il est bénéfique que le neurochirurgien et l'infirmier discutent de ce qui s'est bien passé et des domaines d'amélioration potentiels. Cela renforce la collaboration et garantit l'amélioration continue.

6. Formation continue et ateliers conjoints :
Participer à des formations continues et à des ateliers ensemble permet à l'infirmier et au neurochirurgien de rester à jour sur les dernières techniques et innovations, tout en renforçant leur collaboration.

7. Respect mutuel :
Au-delà de la communication verbale ou non verbale, le respect mutuel est fondamental. Chaque membre de l'équipe a un rôle crucial à jouer, et la reconnaissance de la contribution de chacun est essentielle pour une collaboration fructueuse.

La communication entre l'infirmier et le neurochirurgien est un art délicat, une chorégraphie minutieusement orchestrée qui, lorsqu'elle est bien exécutée, se transforme en une danse harmonieuse, où chaque mouvement est fluide, chaque demande est anticipée et chaque action est parfaitement synchronisée. C'est ce niveau de collaboration et de compréhension mutuelle qui garantit les meilleurs résultats pour le patient et le succès de chaque intervention.

Veiller à la sécurité et au bien-être du patient pendant l'intervention

En neurochirurgie, la marge d'erreur est minime. Chaque intervention est un défi complexe nécessitant une expertise technique, mais également une attention soutenue à la sécurité et au bien-être du patient. Cette responsabilité incombe non seulement au neurochirurgien, mais aussi à toute l'équipe médicale, en particulier à l'infirmier. Approchons de ce rôle crucial, véritable bouclier protecteur pour le patient, en plein cœur de l'action.

1. La préparation : une étape primordiale

   Vérification de l'identité : Avant de commencer, il est essentiel de confirmer l'identité du patient, la procédure prévue, et le site opératoire.

   Équipement de surveillance : L'infirmier s'assure que tous les dispositifs de surveillance (ECG, oxymétrie de pouls, moniteur de pression artérielle) sont en place et fonctionnent correctement.

2. La surveillance constante :

   Surveillance des signes vitaux : L'infirmier surveille en permanence les signaux vitaux du patient, détectant toute irrégularité ou signe d'instabilité.

   Alerte en cas d'anomalies : Tout changement dans les signaux vitaux, l'oxygénation ou la réponse neurologique est immédiatement signalé au chirurgien et à l'anesthésiste.

3. La gestion de la douleur :

   Administration d'analgésiques : Selon les instructions de l'anesthésiste, l'infirmier peut administrer des analgésiques pour garantir le confort du patient.

   Surveillance des effets secondaires : La réaction du patient aux médicaments est étroitement surveillée pour prévenir tout effet indésirable.

4. Prévention des complications :

   Positionnement du patient : L'infirmier veille à ce que le patient soit positionné de manière optimale pour éviter les lésions cutanées, les compressions nerveuses ou d'autres complications.

   Prévention des infections : L'utilisation d'un champ stérile, le respect des protocoles d'asepsie, et la surveillance de l'incision sont des étapes clés pour minimiser les risques infectieux.

5. Communication avec l'équipe :

   Transmission d'informations : L'infirmier joue un rôle central dans la communication entre le chirurgien, l'anesthésiste et les autres membres de l'équipe médicale.

Soutien émotionnel : Dans certains cas, l'infirmier peut également être un soutien émotionnel pour le patient, surtout si ce dernier est conscient pendant une partie de la procédure.

6. Préparation à la phase post-opératoire :

Équipements prêts : Avant la fin de l'intervention, l'infirmier prépare tout le matériel nécessaire pour la récupération immédiate du patient, notamment les dispositifs d'assistance respiratoire ou les médicaments.

L'infirmier est l'ange gardien silencieux du patient pendant toute la durée de l'intervention neurochirurgicale. Il s'assure que chaque aspect de la sécurité et du bien-être du patient est pris en compte, garantissant une expérience chirurgicale aussi sûre et confortable que possible. Cette tâche exige une combinaison de compétences techniques, d'attention aux détails, et d'une véritable empathie pour chaque patient.

Chapitre 6 :
LES SOINS POSTOPÉRATOIRES

Surveillance des signes vitaux et des complications potentielles

La surveillance des signes vitaux pendant une intervention neurochirurgicale n'est pas une tâche passive. C'est une quête active et constante pour anticiper et prévenir tout problème qui pourrait mettre en danger la vie du patient. Pour l'infirmier, cela signifie non seulement surveiller des écrans, mais aussi avoir une compréhension profonde du patient, de son état, et des complications potentielles qui peuvent survenir.

1. Comprendre les signes vitaux :

Rythme cardiaque : Une augmentation ou une diminution significative peut indiquer un stress, une hémorragie ou un effet secondaire médicamenteux.

Pression artérielle : Une hypotension peut suggérer une hémorragie, tandis qu'une hypertension peut être le signe d'une réponse au stress ou à la douleur.

Respiration : Les changements dans le rythme respiratoire peuvent signaler une détresse ou une obstruction des voies respiratoires.

Température : Une hypothermie ou hyperthermie peut avoir des conséquences sur le métabolisme cérébral et le flux sanguin.

Saturation en oxygène : Une baisse de la saturation en oxygène peut indiquer une hypoxie, compromettant le cerveau et d'autres organes vitaux.

2. Reconnaissance des complications neurologiques :

Changements dans le niveau de conscience : Une somnolence soudaine, une agitation ou des convulsions peuvent signaler une lésion cérébrale ou une autre complication.

Réponses pupillaires : Des pupilles dilatées ou non réactives peuvent indiquer une augmentation de la pression intracrânienne ou une lésion cérébrale.

Mouvements anormaux : Des tremblements, des spasmes ou des paralysies peuvent suggérer une lésion nerveuse ou d'autres complications.

3. Prévenir les complications cardiovasculaires :

Embolie : Une surveillance attentive des signes d'embolie, comme une douleur thoracique ou une dyspnée, est cruciale.

Arrêt cardiaque : La reconnaissance rapide et l'intervention en cas d'arrêt cardiaque peuvent faire la différence entre la vie et la mort.

4. Surveillance de l'état de la plaie :

Hémorragie : Une saignée excessive peut indiquer une hémorragie interne ou un problème de coagulation.

Signes d'infection : La rougeur, le gonflement ou l'écoulement d'un liquide anormal doivent être immédiatement signalés.

5. Complications post-opératoires :

Œdème cérébral : L'enflure du cerveau peut comprimer les structures vitales et augmenter la pression intracrânienne.

Fistules de liquide céphalorachidien : Une fuite de liquide clair de la plaie pourrait indiquer une fistule.

6. Communication avec l'équipe :

Signaler les anomalies : Toute modification des signes vitaux ou tout autre signe suspect doit être immédiatement signalé à l'équipe médicale.

Documentation précise : Tenir des registres détaillés permet de suivre l'évolution du patient et d'anticiper les complications.

La surveillance des signes vitaux et des complications potentielles en neurochirurgie est une tâche exigeante qui nécessite vigilance, expertise et réactivité. L'infirmier doit être équipé non seulement de connaissances médicales, mais aussi d'une intuition affûtée, toujours à l'affût des moindres signes de détresse ou de complications. Ce rôle est essentiel pour garantir le meilleur résultat possible pour chaque patient.

Gestion de la douleur : de la pharmacologie à la pratique

La douleur, souvent décrite comme une expérience subjective et désagréable, est une préoccupation majeure en neurochirurgie. Sa gestion adéquate non seulement favorise une récupération plus rapide, mais améliore également la qualité de vie des patients. Pour l'infirmier en neurochirurgie, comprendre les mécanismes de la douleur, les options pharmacologiques et les pratiques optimales de soins est essentiel.

1. Compréhension de la douleur :
   Mécanismes de la douleur : Appréhender les différences entre douleur nociceptive, neuropathique et inflammatoire.
   Évaluation de la douleur : Utilisation d'échelles de douleur, d'observations comportementales et de feedbacks du patient pour une évaluation précise.
2. Options pharmacologiques :
   Analgésiques non opioïdes : Paracétamol, AINS (anti-inflammatoires non stéroïdiens) et leur rôle dans le soulagement de la douleur modérée.
   Opioïdes : Morphine, oxycodone, fentanyl et autres : comprendre leurs mécanismes d'action, leurs indications et leurs potentiels effets secondaires.

- **Adjuvants :** Médicaments comme les antidépresseurs tricycliques, les antiépileptiques et les relaxants musculaires, utilisés pour traiter la douleur neuropathique ou augmenter l'efficacité des analgésiques.
3. Techniques d'administration :
   - **Voies d'administration :** Orale, intraveineuse, épidurale, intramusculaire et autres.
   - **Pompes à analgésie contrôlée par le patient (PCA) :** Comment elles fonctionnent, indications, avantages et défis.
4. Pratiques non pharmacologiques :
   - **Thérapies physiques :** Comme la chaleur, le froid, les massages, la stimulation électrique transcutanée (TENS).
   - **Interventions psychologiques :** Techniques de relaxation, méditation, thérapies cognitivo-comportementales.
   - **Approches complémentaires :** Acupuncture, aromathérapie, thérapie par la musique.
5. Surveillance et évaluation :
   - **Effets secondaires :** Reconnaissance et gestion des effets secondaires courants des médicaments analgésiques.
   - **Réévaluation régulière :** Assurer une évaluation périodique de la douleur pour adapter la prise en charge en conséquence.
   - **Prévention de la dépendance :** Reconnaissance des signes de dépendance potentielle, surtout avec l'utilisation d'opioïdes, et mesures préventives.
6. Communication et éducation :
   - **Éducation du patient :** Informer le patient sur les médicaments, leurs effets, et comment gérer efficacement la douleur à domicile.
   - **Communication avec l'équipe médicale :** Partager les informations sur le niveau de douleur du patient, les médicaments administrés et leurs effets observés.

7. Éthique et prise en charge de la douleur :

Consentement éclairé : Assurer que le patient comprenne les bénéfices et les risques associés aux traitements.

Droits du patient : Reconnaissance du droit fondamental du patient à un soulagement adéquat de la douleur.

La gestion de la douleur en neurochirurgie est une combinaison d'art et de science. Cela nécessite une compréhension profonde des mécanismes de la douleur, une connaissance approfondie des options pharmacologiques disponibles, ainsi qu'une approche holistique et individualisée de chaque patient. L'infirmier joue un rôle central dans cette prise en charge, servant de trait d'union entre le patient, la douleur et l'équipe médicale.

Le rôle essentiel de l'infirmier dans la réhabilitation et le soutien du patient

L'après-chirurgie est une période cruciale, non seulement marquée par la récupération physique, mais aussi par une reprise psychologique. La réhabilitation est le processus par lequel le patient retrouve son autonomie et sa qualité de vie. L'infirmier, au-delà de ses compétences cliniques, devient un pilier essentiel dans la reconstruction du patient, le guidant à travers chaque étape de sa guérison.

1. Évaluation post-opératoire :

État clinique : Surveillance des signes vitaux, de la plaie opératoire, et détection précoce des complications.

Évaluation de la douleur : Assurer un confort optimal tout en évitant une médication excessive.

2. Mobilisation précoce :

Encouragement à l'activité : Aider le patient à reprendre les mouvements de base, essentiels pour éviter les complications telles que les thromboses ou les pneumonies post-opératoires.

Thérapie physique : En collaboration avec les kinésithérapeutes, faciliter des exercices adaptés pour renforcer les muscles et améliorer la coordination.

3. Soutien psychologique :

Écoute active : Permettre au patient d'exprimer ses craintes, ses angoisses et ses espoirs.

Information : Expliquer au patient le déroulement de sa réhabilitation, les progrès attendus et les étapes à venir.

Gestion du stress : Proposer des techniques de relaxation, de méditation ou des thérapies de groupe.

4. Éducation et autonomie :

Formation aux gestes quotidiens : Apprendre au patient à gérer sa plaie, ses médicaments ou tout autre soin nécessaire.

Promotion de l'autogestion : Encourager le patient à prendre en main sa santé, à reconnaître les signes d'amélioration ou de complications.

5. Réintégration sociale et familiale :

Conseil familial : Aider la famille à comprendre le processus de guérison et les besoins du patient.

Orientation vers des groupes de soutien : Favoriser l'échange avec d'autres patients ayant vécu des expériences similaires.

Planification du retour à domicile : Assurer que l'environnement du patient est adapté à ses besoins et à son niveau d'autonomie.

6. Planification du suivi médical :

Rendez-vous post-opératoires : Organiser des consultations régulières avec le neurochirurgien ou d'autres spécialistes.

Coordination avec les autres professionnels de santé : Travailler en étroite collaboration avec les physiothérapeutes, les ergothérapeutes et les travailleurs sociaux.

7. Promotion de la santé et prévention :

Conseils sur le mode de vie : Encourager une alimentation saine, une activité physique régulière et la cessation du tabagisme.

Éducation sur les signes d'alerte : Informer le patient des symptômes à surveiller et de l'importance d'un suivi médical régulier.

L'infirmier joue un rôle multifacette dans la réhabilitation post-neurochirurgicale. Il n'est pas seulement le garant des soins cliniques, mais aussi un accompagnateur, un éducateur, et un allié précieux pour le patient et sa famille. Dans ce voyage de la convalescence vers la pleine récupération, l'infirmier est souvent la boussole qui guide le patient, le rassurant et l'épaulant à chaque étape.

Chapitre 7 :
LES DÉFIS ÉMOTIONNELS
ET PSYCHOLOGIQUES

Gérer les espoirs
et les craintes des patients

Naviguer dans les eaux tumultueuses de la neurochirurgie est un défi non seulement physique, mais également émotionnel pour les patients. Ils se retrouvent souvent dans un tourbillon d'émotions, partagés entre l'espoir d'une vie meilleure après l'intervention et la peur des complications, voire du résultat inconnu. Dans ce contexte, l'infirmier se positionne comme un phare, éclairant le chemin et apaisant les tempêtes intérieures.

Comprendre les espoirs des patients, c'est toucher à leur essence même, à leurs rêves d'une vie sans douleur, d'une mobilité retrouvée ou simplement de jours meilleurs. Ces espoirs sont parfois le carburant qui les pousse à avancer, à accepter une procédure risquée ou à endurer des thérapies ardus. Pourtant, ces espoirs peuvent parfois être démesurés, basés sur des attentes irréalistes ou des témoignages anecdotiques. L'infirmier se doit alors d'orienter cette espérance, de la moduler sans la briser. Il s'agit d'une danse délicate entre la compassion, l'information objective et le soutien.

Parallèlement, les craintes sont tout aussi réelles, tapies dans l'ombre. La peur de l'inconnu, du changement, ou même de la perte d'une partie de soi. Ces appréhensions, bien que naturelles, peuvent entraver la guérison, créer du stress ou même pousser un patient à renoncer à un traitement potentiellement salvateur. Dans ces moments, l'infirmier revêt le rôle de protecteur, apaisant ces peurs par l'écoute, l'éducation et la réassurance. Il s'agit non pas de minimiser ces craintes, mais de les affronter ensemble, armés de connaissance et de compréhension.

C'est dans ce mélange complexe d'espoir et de peur que l'infirmier tisse une relation unique avec chaque patient. Une relation basée sur la confiance, la transparence et la bienveillance. Chaque jour, il est le témoin silencieux des rêves murmurés et des inquiétudes confiées. Et chaque jour, il s'efforce de construire un pont entre ces deux mondes, rapprochant l'espoir de la réalité tout en éloignant les ombres de la crainte.

Gérer les espoirs et les craintes des patients n'est pas qu'une simple tâche, c'est un art, c'est une responsabilité, c'est un honneur. Et à travers ce dévouement inébranlable, l'infirmier devient souvent le gardien des âmes, le porteur de lumière dans les moments les plus sombres de la neurochirurgie.

Soutenir les familles
lors des moments difficiles

Lorsque la maladie frappe, elle ne touche pas seulement le patient, mais crée aussi des ondes de choc qui se propagent à travers toute la famille. Les proches, souvent désemparés et submergés par l'émotion, se retrouvent confrontés à une réalité qu'ils n'avaient jamais imaginée. Dans ces heures sombres, l'infirmier endosse un rôle bien au-delà de celui du soignant : il devient un soutien, un guide et parfois même un refuge pour ces familles déchirées.

L'hôpital, avec ses couloirs stériles et ses lumières blafardes, peut s'avérer être un lieu intimidant. Chaque bip d'un moniteur, chaque discussion à voix basse entre les professionnels de santé peuvent susciter chez les proches une anxiété grandissante. C'est ici que l'infirmier intervient, offrant non seulement des informations claires et transparentes, mais aussi une oreille attentive, prête à écouter, à rassurer et à consoler.

Chaque famille est unique, avec son propre ensemble de valeurs, de croyances et de besoins. Certains cherchent des détails médicaux précis, d'autres ont simplement besoin d'un espace pour pleurer, et d'autres encore cherchent de l'espoir, même le plus infime. Discerner ces besoins, c'est plonger au cœur de la condition humaine, c'est percevoir la vulnérabilité et y répondre avec compassion.

Le soutien ne se limite pas seulement aux moments passés à l'hôpital. L'infirmier accompagne également la famille lors du retour à la maison, lorsque le patient et ses proches doivent s'adapter à une nouvelle normalité. Il les aide à naviguer dans le dédale des soins postopératoires, répond à leurs inquiétudes nocturnes et les oriente vers des ressources et des groupes de soutien.

Les moments difficiles sont aussi des moments de grande intimité. Des moments où, assis au chevet d'un patient endormi, un parent confie ses peurs les plus profondes, où un conjoint exprime sa gratitude entre deux sanglots, où un enfant, les yeux remplis de larmes, pose des questions auxquelles même les adultes n'ont pas de réponses. Dans ces instants fragiles, l'infirmier offre plus que des compétences cliniques ; il offre son humanité.

Soutenir les familles lors des moments difficiles, c'est reconnaître que la guérison ne concerne pas seulement le corps, mais englobe aussi l'esprit, l'âme et le cœur. C'est une danse délicate entre la science et l'empathie, où l'infirmier, main dans la main avec la famille, trace un chemin d'espoir à travers l'obscurité.

La résilience de l'infirmier : prévenir l'épuisement professionnel

L'univers hospitalier, avec son rythme effréné et ses demandes constantes, est un monde à part. Au cœur de cette mêlée, l'infirmier avance, jonglant entre les besoins des patients, les exigences médicales et les émotions souvent intenses qui parcourent les couloirs de l'hôpital. Face à ces défis quotidiens, la résilience de l'infirmier est mise à l'épreuve, et la menace de l'épuisement professionnel guette à l'horizon.

L'épuisement professionnel est insidieux. Il commence souvent par de simples signes : une fatigue qui ne s'estompe pas, une irritabilité grandissante, une sensation de détachement. Mais, si ces signes sont ignorés, ils peuvent s'aggraver, conduisant à une désillusion, à une diminution des capacités professionnelles et, finalement, à un effondrement émotionnel et physique.

Mais alors, comment un infirmier peut-il cultiver sa résilience face à ces défis omniprésents ? Tout d'abord, il s'agit de reconnaître l'importance du soin de soi. Oui, l'infirmier est un pilier pour ses patients et ses collègues, mais il est tout aussi crucial qu'il prenne le temps de se ressourcer. Cela peut se traduire par des pauses régulières, des moments de méditation ou de relaxation, des loisirs ou des activités qui le passionnent en dehors de son travail.

La communication est également essentielle. Parler de ses sentiments, partager ses expériences avec des collègues ou des proches peut offrir une perspective et un allègement. De plus, il est primordial de reconnaître ses limites et de demander de l'aide lorsque cela est nécessaire. Personne n'est une île, et le soutien mutuel au sein de l'équipe médicale est souvent la clé pour surmonter les périodes les plus difficiles.

Enfin, la formation continue et la mise à jour des compétences peuvent offrir un sentiment de maîtrise et d'accomplissement, renforçant ainsi la confiance en soi de l'infirmier.

La résilience, tout comme l'épuisement professionnel, n'est pas un état figé, mais plutôt un continuum. À chaque étape, l'infirmier a le choix : se laisser submerger par les vagues d'exigences et d'émotions, ou apprendre à les surfer, à les maîtriser, renforçant ainsi sa résistance aux tempêtes futures.

Face à l'épuisement professionnel, la résilience de l'infirmier n'est pas un luxe, c'est une nécessité. C'est le bouclier qui protège contre les assauts du quotidien, permettant à l'infirmier de continuer à offrir les soins de qualité dont ses patients ont besoin, tout en préservant son propre bien-être.

Chapitre 8 :
LE TRAVAIL D'ÉQUIPE
EN NEUROCHIRURGIE

L'interaction avec les autres spécialités médicales et chirurgicales

L'univers de la neurochirurgie, avec sa complexité inhérente, ne peut exister de manière isolée. Il évolue au sein d'un réseau dynamique de spécialités médicales et chirurgicales, formant un maillage d'expertises qui, conjuguées, garantissent au patient une prise en charge globale et optimale. Dans ce ballet multidisciplinaire, l'infirmier joue un rôle essentiel de trait d'union, assurant la fluidité et la cohérence de l'interaction entre les différents acteurs.

Prenez, par exemple, un patient souffrant d'une tumeur cérébrale. Outre l'équipe neurochirurgicale, plusieurs autres spécialités pourraient être impliquées : les oncologues pour évaluer et traiter l'aspect cancéreux de la tumeur, les radiologues pour les images diagnostiques, les neurologues pour évaluer les fonctions neurologiques, ou encore les physiothérapeutes pour la réhabilitation post-opératoire. Dans ce conglomérat d'expertises, l'infirmier se positionne comme un point de repère pour le patient, facilitant la communication entre ces différents services.

Les interactions ne se limitent pas uniquement à l'aspect médical. L'infirmier joue aussi un rôle crucial dans la coordination avec les autres services hospitaliers, tels que la pharmacie, la nutrition, ou la psychologie. Comprendre les besoins spécifiques de chaque patient, et savoir à quel expert se référer et quand, est un art que l'infirmier maîtrise avec brio.

Par ailleurs, la relation avec les autres spécialités n'est pas seulement réactive, mais également proactive. L'infirmier en neurochirurgie participe régulièrement à des réunions multidisciplinaires, des séminaires et des ateliers. Ces échanges lui permettent de se tenir informé des dernières avancées dans d'autres domaines, d'approfondir ses connaissances et d'établir des relations professionnelles solides.

La capacité de l'infirmier à interagir efficacement avec les autres spécialités ne bénéficie pas seulement au patient. Elle renforce également la réputation et la qualité des soins offerts par le service de neurochirurgie. Chaque interaction réussie, chaque pont construit entre les disciplines est une étape de plus vers l'excellence médicale.

Ainsi, au-delà des compétences techniques et de la compassion, l'art de l'interaction est l'une des clés du succès de l'infirmier en neurochirurgie. Dans cet échiquier médical complexe, il devient l'architecte de soins intégrés, garantissant que chaque pièce trouve sa place, et que le patient reste toujours au cœur du dispositif.

La communication efficace avec les anesthésistes, radiologues et autres professionnels de santé

La neurochirurgie, par sa nature même, est une discipline qui requiert une précision millimétrique, une synchronisation sans faille et une coordination interdisciplinaire sans pareil. C'est un domaine où la marge d'erreur est réduite au minimum. Au centre de cette danse médicale se trouve l'infirmier, jouant souvent le rôle de chef d'orchestre, veillant à ce que chaque professionnel de santé joue sa partition avec harmonie. La communication efficace entre l'infirmier et les autres professionnels de santé, notamment les anesthésistes et les radiologues, est donc primordiale.

L'anesthésiste, par exemple, est un allié crucial lors d'une intervention neurochirurgicale. Bien avant que le premier scalpel ne touche la peau, l'infirmier collabore étroitement avec l'anesthésiste pour préparer le patient. Il s'agit de comprendre les besoins spécifiques en matière d'anesthésie, d'anticiper les risques éventuels et d'échanger sur les particularités de l'intervention à venir. L'infirmier, fort de sa proximité avec le patient, apporte des informations essentielles sur son état émotionnel, ses antécédents et ses attentes, permettant à l'anesthésiste de personnaliser son approche.

Les radiologues, de leur côté, sont les yeux qui permettent d'entrevoir l'invisible. Les images qu'ils fournissent sont souvent le guide qui oriente le chirurgien dans le labyrinthe du système nerveux. L'infirmier facilite cette collaboration en s'assurant que le patient est bien préparé pour les différentes procédures d'imagerie, en relayant les préoccupations du chirurgien au radiologue, et en garantissant que les images produites répondent aux besoins spécifiques de l'intervention.

Mais la communication ne se limite pas seulement aux échanges verbaux. Il s'agit également de comprendre le langage des autres disciplines, d'interpréter correctement les signes, les gestes, les expressions. L'infirmier doit posséder cette capacité d'écoute active, cette sensibilité à percevoir ce qui n'est pas toujours dit à haute voix, mais qui est tout aussi important.

Les autres professionnels de santé, qu'il s'agisse des physiothérapeutes, des nutritionnistes, des psychologues ou des assistants sociaux, sont autant de partenaires avec lesquels l'infirmier doit interagir quotidiennement. La réussite de cette collaboration repose sur le respect mutuel, la confiance et, surtout, la reconnaissance de la valeur de chaque profession.

La communication, en fin de compte, n'est pas simplement une compétence ; c'est un art. Et dans le monde de la neurochirurgie, où chaque moment compte, chaque détail importe, l'infirmier excelle en tant qu'artiste de la communication, créant des ponts entre les disciplines, harmonisant les soins, et veillant à ce que le patient reçoive le meilleur traitement possible, coordonné et holistique.

Le rôle des techniciens, aides-soignants et autres membres du personnel de soutien

Au sein de l'écosystème médical, la neurochirurgie, bien qu'étant un domaine d'une extrême précision, ne saurait fonctionner en vase clos. L'efficacité et le succès d'un service de neurochirurgie reposent sur une synergie, un équilibre délicat entre différents professionnels. Si les chirurgiens, anesthésistes et infirmiers sont souvent perçus comme les acteurs principaux, le rôle des techniciens, aides-soignants et autres membres du personnel de soutien est tout aussi crucial. Ils sont les piliers silencieux mais indispensables de cette structure.

Les techniciens, par exemple, sont souvent les experts du matériel chirurgical de pointe. Que ce soit pour la calibration d'un microscope opératoire, la préparation d'un équipement de navigation ou le réglage d'un appareil d'imagerie, leur expertise est inestimable. Ils garantissent que chaque outil, chaque machine fonctionne de manière optimale, permettant ainsi aux chirurgiens d'opérer avec une précision inégalée. Leur rôle s'étend souvent au-delà de la simple maintenance ; ils sont aussi formateurs, informateurs, et parfois même innovateurs, suggérant des améliorations ou des adaptations.

Les aides-soignants, quant à eux, sont les gardiens du bien-être des patients. Dans l'agitation d'une salle d'opération ou d'une unité de soins, ils sont souvent les premiers à remarquer un changement, une variation, une inquiétude. Leur rôle va bien au-delà de la simple assistance : ils assurent les soins d'hygiène, aident à la mobilisation, offrent un soutien émotionnel et jouent souvent le rôle d'intermédiaire entre le patient, sa famille et l'équipe médicale. Leur proximité et leur sensibilité font d'eux des observateurs essentiels et des intervenants de première ligne.

Les autres membres du personnel de soutien, qu'ils soient administratifs, logistiques ou de nettoyage, jouent également un rôle déterminant. Ils assurent que chaque rouage du système fonctionne en harmonie. La secrétaire qui organise les rendez-vous, le logisticien qui s'assure de la disponibilité des salles d'opération, l'agent d'entretien qui garantit la stérilité des espaces, tous contribuent à la réussite des interventions.

Dans ce ballet médical, chaque professionnel, quelle que soit sa fonction, est une pièce maîtresse. L'infirmier, conscient de cette interdépendance, travaille en étroite collaboration avec chacun d'entre eux, valorisant leur travail, établissant des ponts de communication et garantissant la cohésion de l'équipe. Car, en neurochirurgie, chaque détail compte, chaque seconde est précieuse, et c'est grâce à la somme des compétences et des dévouements de tous que l'excellence est atteinte.

Chapitre 9 :
LES OUTILS ET TECHNOLOGIES
EN NEUROCHIRURGIE

Présentation des équipements de pointe utilisés en salle d'opération

La neurochirurgie, discipline aux frontières du possible, a toujours été un domaine où la technologie et l'innovation occupent une place centrale. Les défis complexes de cette spécialité exigent des équipements de pointe pour assurer la précision, la sécurité et l'efficacité des interventions. Au cœur de cette quête se trouve la salle d'opération, véritable sanctuaire technologique, où chaque instrument joue un rôle clé dans la réussite des procédures.

Le **microscope opératoire** est l'un des outils emblématiques de la neurochirurgie. Doté d'une capacité d'agrandissement exceptionnelle et souvent couplé à des technologies de fluorescence, il permet au chirurgien de distinguer avec une clarté inégalée les structures nerveuses délicates, les vaisseaux sanguins et les tissus pathologiques.

Les **systèmes de navigation chirurgicale**, comparables à un GPS pour le chirurgien, offrent une visualisation en temps réel de la position des instruments par rapport à l'anatomie du patient. Couplés à des logiciels d'imagerie avancée, ces systèmes permettent une approche moins invasive, réduisant ainsi les risques et accélérant la récupération.

La **neuromonitorisation intraopératoire** est une autre innovation révolutionnaire. Elle permet de surveiller en direct l'activité électrique du cerveau, des nerfs ou de la moelle épinière pendant l'intervention. Cela donne au chirurgien un retour instantané sur la fonction neurologique, minimisant ainsi le risque de dommages.

La **chirurgie assistée par robot** commence également à gagner du terrain. Ces robots, dirigés par des chirurgiens, combinent une précision mécanique avec une flexibilité humaine, permettant des interventions encore plus précises et minimisant la fatigue du chirurgien.

L'**endoscopie neurochirurgicale** est un autre équipement clé. Utilisant de fines caméras et instruments, elle permet d'accéder à des zones du cerveau ou de la colonne vertébrale auparavant difficiles d'accès, le tout à travers de petites incisions.

Enfin, les **équipements de coagulation ultrasonique** et les **lasers chirurgicaux** ont révolutionné la manière dont les tissus sont coupés et coagulés, réduisant les saignements et améliorant la visibilité pendant l'opération.

Ces équipements, bien qu'incroyablement sophistiqués, ne sont que des outils. Leur véritable potentiel est réalisé entre les mains des chirurgiens et des équipes médicales formées, et ce sont souvent les infirmiers qui veillent à ce qu'ils soient correctement préparés, entretenus et utilisés de manière optimale. C'est dans cette alchimie entre l'humain et la technologie que la magie de la neurochirurgie moderne prend vie, repoussant sans cesse les limites de ce qui est possible.

Les avancées en imagerie médicale et leur importance

L'imagerie médicale est le pilier de nombreuses disciplines médicales, et ce, depuis son apparition. Elle a connu des avancées technologiques fulgurantes ces dernières décennies, redéfinissant constamment les limites de notre compréhension et de notre capacité à diagnostiquer, planifier et traiter. En neurochirurgie, ces avancées sont particulièrement cruciales, car elles offrent une fenêtre précise et détaillée sur l'un des systèmes les plus complexes du corps humain : le système nerveux.

L'**Imagerie par Résonance Magnétique (IRM)** a été l'une des avancées les plus révolutionnaires. Offrant des images détaillées du cerveau, de la moelle épinière et des nerfs périphériques sans avoir recours aux radiations, elle est devenue indispensable pour repérer des tumeurs, des anomalies vasculaires ou des zones d'inflammation. L'IRM fonctionnelle, une variante, peut même cartographier l'activité du cerveau en temps réel, identifiant les régions impliquées dans le langage, le mouvement ou la sensation.

La **Tomographie par Émission de Positons (TEP)**, bien que moins couramment utilisée en neurochirurgie, apporte des renseignements métaboliques sur les tissus. Elle est particulièrement utile pour différencier les tissus sains des tissus malades, comme dans le cas de tumeurs.

La **Tomodensitométrie (TDM ou CT scan)**, grâce à l'utilisation de rayons X, fournit des images en coupe du corps et est souvent utilisée pour détecter des saignements, des fractures ou des masses.

L'**Angiographie**, spécifique aux vaisseaux, est cruciale en neurochirurgie pour visualiser le réseau vasculaire du cerveau et de la moelle épinière. Les avancées telles que l'angiographie par CT ou IRM ont permis d'obtenir ces images sans introduire de cathéter dans le système vasculaire.

L'**Élastographie par Résonance Magnétique** est une technique plus récente qui mesure la rigidité ou l'élasticité des tissus, offrant des informations potentiellement précieuses sur des affections comme les tumeurs ou la cicatrisation.

Au-delà de ces technologies, ce qui est vraiment révolutionnaire est la manière dont elles peuvent être combinées et utilisées simultanément. Par exemple, la fusion d'images IRM et TDM permet une visualisation complète des structures anatomiques et des caractéristiques pathologiques.

L'importance de ces avancées en imagerie pour la neurochirurgie est colossale. Non seulement elles guident le diagnostic, mais elles jouent aussi un rôle essentiel dans la planification chirurgicale, aidant les chirurgiens à définir des trajectoires sûres et à éviter les structures vitales. Pendant l'opération, l'imagerie intraopératoire donne au chirurgien un retour en temps réel, augmentant la précision et la sécurité de l'intervention.

Ces avancées ont également renforcé le rôle des infirmiers. La compréhension des techniques d'imagerie, la préparation des patients pour les examens, la surveillance pendant les procédures et l'interprétation des résultats pour le suivi post-opératoire sont autant d'aspects qui nécessitent une expertise infirmière spécialisée. Ainsi, à chaque étape, de la découverte à l'application, l'imagerie médicale et la neurochirurgie avancent main dans la main, transformant continuellement les perspectives et les potentiels du domaine médical.

Comment l'infirmier peut rester à jour avec l'évolution technologique

L'évolution technologique en médecine, et plus particulièrement en neurochirurgie, est rapide et constante. Elle promet de meilleures interventions, une récupération plus rapide et des soins plus personnalisés pour les patients. Mais pour le professionnel de santé, cette évolution constante signifie aussi un besoin incessant de formation et d'adaptation. Pour l'infirmier, dont le rôle est central dans la prise en charge du patient, il est essentiel de rester à jour afin de garantir des soins optimaux. Voici comment il peut y parvenir :

Formation continue : La plupart des institutions médicales offrent des programmes de formation continue pour leurs employés. Participer régulièrement à ces formations permet à l'infirmier de se familiariser avec les derniers équipements, techniques et protocoles.

Ateliers et séminaires : De nombreuses organisations professionnelles organisent des ateliers et séminaires dédiés aux dernières avancées technologiques. Ces événements sont également d'excellentes occasions de réseautage avec des experts et des pairs.

Certifications spécialisées : Obtenir une certification dans un domaine spécifique de la neurochirurgie ou de l'imagerie médicale peut aider l'infirmier à approfondir ses compétences et à se tenir informé des dernières techniques.

Participation à des conférences : Les conférences médicales, qu'elles soient nationales ou internationales, sont des viviers d'informations sur les dernières recherches, innovations et technologies.

Lecture régulière : Les revues spécialisées, les journaux médicaux et les publications en ligne sont d'excellentes ressources pour se tenir informé. S'abonner à des revues pertinentes ou à des newsletters spécialisées peut aider à filtrer l'information.

Groupes de travail et comités hospitaliers : Participer à des groupes ou comités dédiés à l'évaluation et à l'adoption de nouvelles technologies permet d'avoir un aperçu direct des innovations et de participer activement à leur mise en œuvre.

Collaboration interdisciplinaire : Échanger régulièrement avec des collègues d'autres spécialités, comme les radiologues, les neurochirurgiens ou les techniciens biomédicaux, enrichit la compréhension des nouvelles technologies et de leur application.

E-learning et cours en ligne : Avec l'essor de la formation en ligne, de nombreux cours spécialisés sont désormais accessibles à distance, offrant flexibilité et accessibilité.

Réseaux sociaux professionnels : Des plateformes comme LinkedIn ou des forums spécialisés peuvent être d'excellents moyens de suivre les leaders d'opinion, de partager des ressources et d'échanger sur les meilleures pratiques.

Adaptabilité et ouverture d'esprit : Plus qu'une compétence technique, la capacité à s'adapter et à embrasser le changement est cruciale. L'ouverture à la nouveauté et la curiosité sont des atouts majeurs.

Face à cette effervescence technologique, l'infirmier n'est pas seulement un bénéficiaire passif. Par son engagement, sa formation continue et sa passion pour les soins aux patients, il joue un rôle actif dans l'adoption et l'optimisation de ces innovations, garantissant ainsi la meilleure prise en charge possible pour ses patients.

Chapitre 10 :
GESTION DES SITUATIONS D'URGENCE EN NEUROCHIRURGIE

Les complications intra-opératoires et comment les gérer

Lors d'interventions neurochirurgicales, le risque de complications est toujours présent. Ces complications peuvent varier en gravité, et leur gestion nécessite une préparation, une rapidité d'action et une collaboration étroite entre tous les membres de l'équipe chirurgicale. Voici une exploration des complications courantes et des stratégies pour les gérer.

Hémorragie :

Identification : Une perte de sang rapide, une chute de la tension artérielle ou une augmentation du pouls peuvent indiquer une hémorragie.

Gestion : L'hémorragie doit être contrôlée immédiatement en identifiant la source et en utilisant des agents hémostatiques, des sutures ou des clips. L'anesthésiste doit compenser la perte de sang par des transfusions si nécessaire.

Blessure d'un vaisseau sanguin majeur :

Identification : Observation directe, pulsations anormales ou apparition soudaine d'un saignement.

Gestion : La réparation immédiate est nécessaire, soit en suturant le vaisseau, soit en utilisant des clips vasculaires.

Lésion des nerfs ou des structures neurales :

Identification : Observation directe ou réponse anormale lors de la stimulation nerveuse intra-opératoire.

Gestion : Éviter toute tension ou pression supplémentaire sur la zone. Si une lésion est identifiée, consultez le neurochirurgien pour évaluer la meilleure approche réparatrice.

Réaction à l'anesthésie :

Identification : Modifications des signes vitaux, arrêt respiratoire, allergies.

Gestion : L'anesthésiste doit rapidement identifier et traiter le problème, que ce soit en modifiant la médication, en administrant des agents d'opposition ou en prenant d'autres mesures.

Infection :

Identification : Signes d'inflammation, température élevée, purulence.

Gestion : Administrer des antibiotiques, maintenir un champ stérile strict et, si possible, identifier et éliminer la source de l'infection.

Problèmes d'équipement :

Identification : Dysfonctionnement ou panne des dispositifs ou des instruments.

Gestion : Avoir toujours des équipements de secours disponibles. Former régulièrement le personnel à la détection et à la gestion des défaillances.

Augmentation de la pression intracrânienne :

Identification : Changements dans les signes vitaux, réponses anormales à la stimulation, gonflement cérébral visible.

Gestion : Administrer des médicaments pour réduire la pression, comme les diurétiques osmotiques. Envisager une décompression si nécessaire.

Complications respiratoires :

Identification : Oxygénation insuffisante, augmentation du CO_2, difficultés respiratoires.

Gestion : Assurer une ventilation adéquate, réévaluer l'intubation ou la ventilation, administrer des médicaments bronchodilatateurs si nécessaire.

Chaque complication possède ses propres subtilités, et la réponse doit être adaptée à la situation spécifique. La préparation avant la chirurgie, y compris la simulation de scénarios d'urgence, la formation continue et la communication transparente entre les membres de l'équipe, sont essentielles pour gérer ces complications de manière efficace. Dans un environnement aussi délicat que la neurochirurgie, chaque seconde compte, et une intervention rapide et coordonnée peut faire la différence entre un résultat positif et un événement tragique.

Situations d'urgence post-opératoires : hématomes, infections, etc.

La période post-opératoire est critique dans le parcours de soins d'un patient ayant subi une intervention neurochirurgicale. Plusieurs complications peuvent survenir, et la capacité de l'équipe soignante à les identifier rapidement et à agir en conséquence est essentielle. Voici un aperçu des situations d'urgence post-opératoires courantes et des stratégies pour les gérer :

Hématomes post-opératoires :

Identification : Augmentation soudaine de la douleur, gonflement au niveau du site opératoire, modifications des signes neurologiques, dégradation des signes vitaux.

Gestion : Si un hématome est suspecté, une imagerie immédiate est nécessaire. La chirurgie d'évacuation pourrait être requise en fonction de la taille et de la localisation.

Infections :

Identification : Rougeur, chaleur, gonflement ou écoulement purulent au niveau du site chirurgical, fièvre, frissons ou changements de l'état neurologique.

Gestion : Cultures de tout écoulement suspect, administration d'antibiotiques à large spectre en attendant les résultats, et parfois réintervention pour nettoyer la zone infectée.

Fistules de liquide céphalo-rachidien (LCR) :

Identification : Écoulement clair provenant de la plaie, signes de méningite, ou symptômes de baisse de la pression du LCR comme des maux de tête posturaux.

Gestion : Repos au lit, éventuellement une compression externe, et dans certains cas une réintervention pour fermer la fuite.

Complications respiratoires :

Identification : Difficulté à respirer, cyanose, désaturation en oxygène.

Gestion : Oxygénothérapie, positionnement pour faciliter la respiration, aspiration des sécrétions si nécessaire, et évaluation par un pneumologue ou un anesthésiste.

Thrombose veineuse profonde (TVP) et embolie pulmonaire :

Identification : Gonflement, douleur ou rougeur d'un membre, essoufflement, douleur thoracique.

Gestion : Évaluation diagnostique avec échographie veineuse ou scintigraphie pulmonaire, anticoagulation pour le traitement.

Déficits neurologiques :

Identification : Faiblesse, paralysie, engourdissement, difficulté à parler ou à comprendre, troubles de la vision.

Gestion : Évaluation neurologique immédiate, imagerie cérébrale pour identifier la cause, interventions médicales ou chirurgicales appropriées.

Réactions médicamenteuses :

Identification : Éruption cutanée, difficultés respiratoires, anomalies cardiaques, confusion.

Gestion : Arrêter le médicament suspect, traiter les symptômes spécifiques, surveiller de près les signes vitaux.

Déshydratation et déséquilibres électrolytiques :

Identification : Confusion, sécheresse de la bouche, faiblesse, anomalies du rythme cardiaque.

Gestion : Réhydratation, correction des déséquilibres, surveillance régulière des niveaux électrolytiques.

La vigilance est le maître mot dans la période post-opératoire. Un monitoring constant, une évaluation régulière de l'état du patient et une communication ouverte entre tous les membres de l'équipe médicale sont cruciaux pour anticiper et gérer efficacement toute complication qui pourrait survenir.

Protocoles d'intervention rapide et prise de décision en situations critiques

La neurochirurgie est un domaine où les situations d'urgence peuvent rapidement évoluer en crises vitales. La rapidité et l'efficacité de la réponse sont essentielles. Cela nécessite une équipe bien formée, familiarisée avec les protocoles d'intervention rapide et capable de prendre des décisions éclairées en temps réel.

Évaluation initiale :

Dès l'apparition d'un signe d'alarme, une évaluation immédiate des signes vitaux et de l'état neurologique est impérative.

La communication est la clé : il est essentiel d'informer rapidement le neurochirurgien, l'anesthésiste et toute l'équipe médicale concernée.

Protocole d'hypertension intracrânienne (HTIC) :

Signes : Maux de tête sévères, nausées, vomissements, troubles de la conscience, dilatation d'une pupille.

Actions : Élever la tête du lit, administrer des médicaments osmotiques comme le mannitol, envisager la ventilation assistée pour réduire la PCO_2, et effectuer une imagerie cérébrale.

Protocole de crise convulsive :

Signes : Mouvements anormaux, perte de conscience.

Actions : Assurer une voie aérienne dégagée, administrer des anticonvulsivants comme le diazépam ou le lorazépam, mettre en place une surveillance continue de l'EEG si disponible.

Protocole de choc :

Signes : Hypotension, tachycardie, peau froide et moite.

Actions : Administrer des fluides intraveineux, évaluer la cause du choc (hémorragie, infection, réaction anaphylactique) et traiter en conséquence.

Protocole d'apnée ou de détresse respiratoire :

Signes : Absence de respiration, cyanose, agitation.

Actions : Dégager les voies aériennes, administrer de l'oxygène, envisager une intubation et une ventilation mécanique.

Protocole d'urgence post-opératoire :

Signes : Saignement actif, dégradation neurologique, gonflement soudain.

Actions : Évaluation immédiate par le chirurgien, préparation pour une éventuelle réintervention, imagerie pour déterminer la cause.

Protocole de défaillance cardiaque :

Signes : Essoufflement, œdème pulmonaire, rythmes cardiaques irréguliers.

Actions : Position semi-assise, administrer des médicaments comme les diurétiques, envisager une évaluation cardiaque.

Protocole d'urgence en cas d'accident d'anesthésie :

Signes : Hypoxie, arrêt cardiaque, réaction allergique.

Actions : Arrêter l'administration de tout médicament suspect, commencer la réanimation cardiorespiratoire, administrer des médicaments de réanimation.

La mise en place de protocoles d'intervention rapide permet à l'équipe médicale de bénéficier d'une feuille de route claire lors de situations potentiellement chaotiques. Toutefois, au-delà des protocoles, la capacité de l'équipe à collaborer efficacement, à communiquer clairement et à faire confiance à l'expertise de chacun est tout aussi cruciale. Des simulations régulières et des formations peuvent aider à renforcer ces compétences et à préparer l'équipe à gérer les crises avec compétence et assurance.

Chapitre 11 :
LES INTERVENTIONS MINIMALES
EN NEUROCHIRURGIE

Stéréotaxie : principes et applications

La stéréotaxie est une technique chirurgicale qui permet de cibler précisément une région du cerveau à l'aide d'un système de coordonnées tridimensionnelles. Née de la collaboration entre neurochirurgie et neurologie, elle est à l'avant-garde des interventions minimales invasives. Les procédures stéréotaxiques sont couramment utilisées dans le traitement de divers troubles neurologiques, et la précision qu'elles offrent est essentielle pour préserver les structures vitales du cerveau.

1. Principes fondamentaux de la stéréotaxie :

Système de coordonnées : La stéréotaxie repose sur la création d'un système de coordonnées fixe, souvent à l'aide d'un cadre métallique attaché à la tête du patient. Ce cadre sert de point de référence pour localiser les zones cibles à l'intérieur du cerveau.

Imagerie : Des techniques d'imagerie, telles que l'IRM (imagerie par résonance magnétique) ou la TDM (tomodensitométrie), sont utilisées pour obtenir des images détaillées du cerveau. Ces images sont ensuite fusionnées avec le système de coordonnées pour planifier l'opération.

Précision : La nature précise de la stéréotaxie permet aux neurochirurgiens d'atteindre des zones cibles avec une marge d'erreur minimale, ce qui est crucial pour prévenir les dommages aux structures adjacentes.

2. Applications courantes :

Chirurgie des troubles du mouvement : La stéréotaxie est souvent utilisée dans le traitement de la maladie de Parkinson, de la dystonie et du tremblement essentiel. Elle peut impliquer l'implantation d'électrodes pour la stimulation cérébrale profonde (SCP) ou la réalisation d'une thalamotomie ou d'une pallidotomie.

Biopsie cérébrale : Lorsque des lésions suspectes sont détectées dans le cerveau, une biopsie stéréotaxique peut être réalisée pour prélever un échantillon de tissu pour analyse, tout en minimisant les risques.

Chirurgie épileptique : La stéréotaxie peut être utilisée pour cibler et traiter les zones du cerveau responsables des crises épileptiques.

Traitement des tumeurs : La stéréotaxie peut être utilisée pour administrer une radiothérapie ciblée, appelée radiochirurgie, à des tumeurs cérébrales. Le Gamma Knife et le CyberKnife sont des exemples d'appareils qui utilisent cette technologie.

Drainage d'abcès ou de kystes : En utilisant la stéréotaxie, les chirurgiens peuvent drainer avec précision les abcès ou les kystes dans le cerveau.

3. Avantages et défis :

Minimalement invasif : L'une des principales vertus de la stéréotaxie est qu'elle permet d'accéder au cerveau sans nécessiter de grandes incisions ou de craniotomies étendues.

Réduction des risques : En ciblant précisément la zone d'intérêt, la stéréotaxie minimise le risque de dommages aux structures vitales du cerveau.

Défis : Malgré sa précision, la stéréotaxie nécessite une expertise considérable et une planification méticuleuse. L'interprétation correcte des images est essentielle, et tout mouvement du patient peut compromettre la précision.

La stéréotaxie a révolutionné la neurochirurgie, offrant des moyens innovants de traiter les conditions neurologiques avec une précision inégalée. Comme pour toutes les interventions chirurgicales, la communication entre l'infirmier, le neurochirurgien et le reste de l'équipe médicale est essentielle pour garantir les meilleurs résultats pour le patient.

Neuroendoscopie : techniques et avantages

La neuroendoscopie est une procédure médicale qui utilise un endoscope pour visualiser et intervenir sur les structures internes du cerveau et de la colonne vertébrale. Il s'agit d'une avancée significative dans le domaine de la neurochirurgie, offrant une approche moins invasive pour traiter diverses affections. Comme pour toute technologie médicale de pointe, la neuroendoscopie nécessite une compréhension approfondie de ses techniques et avantages pour l'appliquer avec succès.

1. Techniques en neuroendoscopie :

Endoscopes rigides et flexibles : Les endoscopes peuvent être rigides ou flexibles. Les endoscopes rigides sont souvent utilisés pour les ventricules cérébraux, tandis que les flexibles permettent d'accéder à des zones plus éloignées ou courbées du cerveau ou de la colonne vertébrale.

Approches chirurgicales : Les procédures endoscopiques peuvent être réalisées à travers des trous naturels du corps, comme les narines, ou à travers de petites incisions réalisées dans le crâne ou la colonne vertébrale.

Navigation et visualisation : Grâce à des caméras miniatures et à des systèmes de navigation avancés, les neurochirurgiens peuvent obtenir des images claires des zones cibles et naviguer avec précision.

2. Avantages de la neuroendoscopie :

Minimalement invasive : L'un des principaux avantages de la neuroendoscopie est sa nature minimale invasive. Cela signifie de plus petites incisions, moins de dommages aux tissus environnants, et en conséquence, une récupération plus rapide et moins de douleur pour le patient.

Amélioration de la visualisation : L'endoscopie permet une visualisation directe des structures cérébrales, offrant une vue détaillée qui peut surpasser celle des techniques d'imagerie traditionnelles.

Réduction des risques : En évitant de grands volets crâniens et en minimisant les manipulations des tissus cérébraux, la neuroendoscopie peut réduire le risque de complications associées à des interventions plus invasives.

Diminution de la durée d'hospitalisation : Grâce à des incisions plus petites et à une récupération plus rapide, les patients peuvent souvent quitter l'hôpital plus tôt qu'avec des chirurgies traditionnelles.

Applications variées : La neuroendoscopie est utilisée pour traiter une variété de conditions, allant des tumeurs cérébrales aux hydrocéphalies, en passant par les kystes et certaines formes d'hémorragies cérébrales.

La neuroendoscopie représente l'intersection de la technologie médicale avancée et de l'art chirurgical. Elle offre une alternative aux méthodes traditionnelles, permettant d'aborder des défis cliniques avec une précision et une délicatesse accrues. Toutefois, sa réussite dépend non seulement de la maîtrise des techniques par le chirurgien, mais aussi de la collaboration étroite entre l'infirmier, le chirurgien, et l'ensemble de l'équipe médicale pour assurer la sécurité et le bien-être du patient.

Radiologie interventionnelle : procédures et rôle de l'infirmier

La radiologie interventionnelle (RI) est une spécialité en plein essor qui utilise l'imagerie pour guider des interventions mini-invasives à des fins diagnostiques ou thérapeutiques. Les infirmiers jouent un rôle vital dans ce domaine, assurant à la fois des soins directs aux patients et une collaboration étroite avec les radiologues interventionnels.

1. Les principales procédures en radiologie interventionnelle :

Angiographie et angioplastie : Utilisées pour visualiser et traiter des problèmes vasculaires, comme les occlusions ou les anévrismes.

Biopsies guidées par imagerie : Des échantillons de tissus sont prélevés à l'aide de techniques d'imagerie pour un diagnostic précis.

Embolisation : Utilisée pour stopper les saignements ou pour bloquer l'approvisionnement en sang d'une tumeur.

Ablation par radiofréquence : Élimination des tumeurs en utilisant la chaleur produite par des ondes radio.

Drainages : Insertion d'un tube pour drainer des fluides accumulés, comme des abcès.

2. Rôle de l'infirmier en radiologie interventionnelle :

Évaluation pré-procédurale : Les infirmiers évaluent l'état de santé du patient, ses antécédents médicaux, ses médicaments et identifient d'éventuels facteurs de risque. Ils peuvent également réaliser des tests préliminaires, comme les bilans sanguins.

- **Préparation du patient** : Informer le patient sur la procédure, obtenir les consentements, installer le patient sur la table d'intervention, et assurer la stérilisation du site d'intervention.
- **Soutien pendant la procédure** : Les infirmiers surveillent les signes vitaux du patient, administrent des médicaments ou des sédations si nécessaire, et interagissent avec le radiologue pour signaler toute anomalie ou changement.
- **Soins post-interventionnels** : Après la procédure, les infirmiers surveillent les patients pour détecter d'éventuelles complications, gèrent la douleur, évaluent les sites d'incision ou de ponction, et fournissent des instructions pour le retour à domicile.
- **Éducation et communication** : Les infirmiers fournissent des informations essentielles aux patients et à leurs familles, répondent à leurs questions, et les rassurent.
- **Collaboration interprofessionnelle** : Les infirmiers travaillent en étroite collaboration avec les radiologues, technologues en radiologie, anesthésistes, et d'autres membres de l'équipe médicale pour garantir une prise en charge optimale.
- **Gestion de la radioprotection** : En raison de l'exposition régulière aux rayons X, les infirmiers en RI doivent être bien informés sur les principes de radioprotection et veiller à leur propre sécurité ainsi qu'à celle des patients.

La radiologie interventionnelle combine l'expertise en imagerie médicale avec des techniques chirurgicales mini-invasives, permettant des traitements plus ciblés et souvent moins traumatisants pour le patient. Le rôle de l'infirmier dans ce domaine est crucial, garantissant que chaque étape de la procédure se déroule en toute sécurité et efficacement, tout en assurant une expérience positive pour le patient.

Chapitre 12 :
LA PHARMACOLOGIE SPÉCIFIQUE À LA NEUROCHIRURGIE

Médicaments couramment utilisés en neurochirurgie et leurs effets

La neurochirurgie, étant une spécialité de pointe, requiert une palette spécifique de médicaments qui aident non seulement à gérer la douleur, à prévenir les infections et à réduire l'inflammation, mais aussi à moduler les fonctions neurologiques pendant et après la chirurgie. Voici une liste non exhaustive de médicaments couramment utilisés en neurochirurgie et leurs effets associés:

1. Analgésiques:

   Paracétamol (Acétaminophène): Souvent utilisé pour la douleur légère à modérée et la fièvre.

   Opiacés (Morphine, Fentanyl, Oxycontin): Prescrits pour gérer la douleur modérée à sévère. Ces médicaments peuvent causer somnolence, constipation et dépression respiratoire si utilisés en excès.

2. Anti-inflammatoires:

   Dexaméthasone: Un corticostéroïde puissant souvent utilisé pour réduire l'œdème cérébral.

   Ibuprofène et Naproxène: Anti-inflammatoires non stéroïdiens (AINS) utilisés pour la douleur et l'inflammation. Ils peuvent augmenter le risque de saignement.

3. Anticonvulsivants:

   Phénytoïne (Dilantin), Carbamazépine (Tegretol), et Levetiracetam (Keppra): Utilisés pour prévenir ou traiter les crises épileptiques qui peuvent survenir après une chirurgie cérébrale.

4. Agents osmotiques:

   Mannitol: Administré pour réduire la pression intracrânienne en cas d'œdème cérébral.

5. Diurétiques:

   Furosémide (Lasix): Utilisé pour éliminer l'excès de liquide et prévenir ou traiter l'œdème.

6. Antibiotiques:

   Divers, comme la **Céfazoline**, peuvent être administrés prophylactiquement pour prévenir les infections post-opératoires.

7. Agents de relaxation musculaire:

   Baclofène: Utilisé pour traiter la spasticité liée à des affections comme la sclérose en plaques ou après une chirurgie de la moelle épinière.

8. Agents anesthésiques:

   Médicaments comme le **Propofol, l'Étomidate, et le Sevoflurane** sont utilisés pour induire et maintenir l'anesthésie pendant la chirurgie.

9. Médicaments pour la pression artérielle:

   Tels que les **bêta-bloquants, les alpha-agonistes et les vasodilatateurs**, sont utilisés pour maintenir une pression artérielle stable pendant la chirurgie.

10. Anticoagulants et antiplaquettaires:

    Comme l'**Héparine** ou le **Clopidogrel**, ils sont souvent utilisés après certaines interventions pour prévenir la formation de caillots.

Chacun de ces médicaments a sa propre gamme d'effets secondaires, d'interactions et de contre-indications. La connaissance approfondie de ces médicaments, de leurs mécanismes d'action et de leurs implications potentielles est essentielle pour l'infirmier en neurochirurgie. Une communication efficace avec les patients concernant ces médicaments, leurs bénéfices et leurs risques potentiels, est également cruciale.

Interaction médicamenteuse et implications pour l'infirmier

L'interaction médicamenteuse se produit lorsque l'effet ou la demi-vie d'un médicament est modifié par la prise d'un autre médicament. Ces interactions peuvent potentier ou atténuer l'efficacité des médicaments, voire conduire à de nouvelles réactions indésirables. Pour l'infirmier en neurochirurgie, la compréhension et la surveillance de ces interactions sont essentielles pour garantir la sécurité du patient et l'efficacité du traitement.

1. Implications pour l'évaluation:
L'infirmier doit systématiquement recueillir une anamnèse médicamenteuse complète du patient, incluant les médicaments sur ordonnance, en vente libre, les suppléments et les remèdes à base de plantes. L'infirmier doit également être conscient des indications de chaque médicament, de sa posologie, de sa fréquence d'administration et de son mécanisme d'action.

2. Implications pour l'administration des médicaments:
L'infirmier doit connaître les interactions potentielles entre les médicaments prescrits et ceux que le patient pourrait déjà prendre. Certains médicaments, lorsqu'ils sont administrés ensemble, peuvent nécessiter une modification de la posologie ou du moment d'administration pour minimiser le risque d'interaction.

3. Implications pour la surveillance:
Suite à l'administration de médicaments, l'infirmier doit surveiller le patient pour détecter tout signe ou symptôme d'interaction médicamenteuse, comme une toxicité accrue, une efficacité réduite ou de nouvelles réactions indésirables. La surveillance des signes vitaux, des symptômes cliniques et, dans certains cas, des niveaux sériques du médicament est essentielle.

4. Implications pour l'éducation du patient:
L'infirmier a un rôle crucial dans l'éducation des patients et de leurs familles sur les risques d'interaction médicamenteuse, en les encourageant à toujours informer leurs professionnels de santé de tous les médicaments qu'ils prennent. Il est aussi essentiel d'informer le patient des signes et symptômes potentiels d'interactions médicamenteuses.

5. Implications pour la documentation:
L'infirmier doit documenter avec précision tous les médicaments administrés, ainsi que les réactions ou les préoccupations concernant les interactions potentielles. Si une interaction médicamenteuse est suspectée ou identifiée, elle doit être signalée à l'équipe médicale et documentée dans le dossier médical du patient.

6. Implications pour la collaboration:
L'infirmier doit travailler en étroite collaboration avec les pharmaciens, les médecins et d'autres membres de l'équipe de soins pour gérer les interactions médicamenteuses. Les pharmaciens, en particulier, sont une ressource inestimable pour l'identification et la gestion des interactions médicamenteuses.

L'interaction médicamenteuse est une préoccupation majeure en neurochirurgie, car de nombreux patients peuvent être sous plusieurs médicaments concomitamment, chacun ayant ses propres implications et mécanismes d'action. La vigilance, la connaissance et la communication proactive sont essentielles pour gérer ces interactions et assurer la sécurité du patient.

La gestion des médicaments anticoagulants et antiépileptiques

Dans le domaine de la neurochirurgie, la prise en charge médicamenteuse joue un rôle crucial pour garantir des résultats optimaux pour le patient. Parmi les médicaments couramment utilisés, les anticoagulants et les antiépileptiques occupent une place centrale, chacun avec ses propres défis et implications. La gestion adéquate de ces médicaments est essentielle pour prévenir des complications potentiellement graves.

1. Médicaments anticoagulants:
Les anticoagulants, comme leur nom l'indique, sont des médicaments qui empêchent la coagulation du sang. Ils sont souvent prescrits pour traiter ou prévenir les thromboses.

Utilisation en neurochirurgie : Après certaines interventions neurochirurgicales, le risque de formation de caillots sanguins est accru. Les anticoagulants peuvent être administrés pour minimiser ce risque.

Défis associés : L'administration d'anticoagulants doit être soigneusement équilibrée. Une anticoagulation excessive peut entraîner des saignements, tandis qu'une anticoagulation insuffisante peut ne pas offrir une protection adéquate contre la formation de caillots.

Surveillance : Les patients sous anticoagulants nécessitent une surveillance régulière des paramètres de coagulation sanguine. L'infirmier doit être vigilant quant à tout signe de saignement, tel que des ecchymoses, des saignements des gencives ou des selles noires.

2. Médicaments antiépileptiques:
Les antiépileptiques sont utilisés pour traiter et prévenir les crises épileptiques. Ces médicaments agissent en modifiant l'activité électrique du cerveau.

Utilisation en neurochirurgie : Les patients qui subissent une intervention neurochirurgicale, en particulier au niveau du cerveau, peuvent être à risque de crises post-opératoires. Les antiépileptiques peuvent être administrés à titre prophylactique ou en réponse à une crise.

Défis associés : La surveillance des niveaux sanguins d'antiépileptiques est essentielle pour s'assurer que le patient est dans la plage thérapeutique souhaitée. Trop peu de médicament pourrait ne pas contrôler efficacement les crises, tandis que trop pourrait provoquer des effets secondaires toxiques.

Surveillance : L'infirmier doit surveiller les signes de toxicité des antiépileptiques, tels que la somnolence, les vertiges ou une vision double. Une attention particulière doit être accordée à la détection de toute activité convulsive.

Implications pour l'infirmier:

Éducation : L'infirmier doit éduquer le patient et sa famille sur l'importance de la prise régulière des médicaments, les potentiels effets secondaires et la nécessité de suivis réguliers.

Coordination : En étroite collaboration avec les médecins, les pharmaciens et d'autres professionnels de la santé, l'infirmier joue un rôle clé pour s'assurer que ces médicaments sont administrés en toute sécurité.

Documentation : Toute administration de médicaments, tout effet secondaire ou toute réaction indésirable doit être soigneusement documentée.

La gestion des médicaments anticoagulants et antiépileptiques est un aspect essentiel des soins en neurochirurgie. Avec une attention minutieuse aux détails et une collaboration interprofessionnelle, l'infirmier joue un rôle central pour garantir que ces médicaments offrent le maximum de bénéfices tout en minimisant les risques pour le patient.

Chapitre 13 :
LES PATIENTS PÉDIATRIQUES EN NEUROCHIRURGIE

Particularités anatomiques et physiologiques chez l'enfant

L'enfance est une période de croissance rapide et de développement, et, à ce titre, présente des caractéristiques anatomiques et physiologiques distinctes de celles de l'adulte. Ces particularités influencent la prise en charge médicale et chirurgicale des enfants, y compris dans le domaine de la neurochirurgie.

1. Le crâne de l'enfant :

Fontanelles : À la naissance, le crâne de l'enfant est composé de plusieurs os séparés par des espaces mous appelés fontanelles. Ces zones permettent au crâne de se déformer pendant l'accouchement et laissent de la place pour la croissance rapide du cerveau. Elles se solidifient avec le temps, généralement vers l'âge de 2 ans.

Crâne malléable : La flexibilité du crâne chez l'enfant permet une certaine expansion en cas d'augmentation de la pression intracrânienne. Cependant, une augmentation prolongée de cette pression peut entraîner une déformation.

2. Le cerveau en développement :

Croissance rapide : Au cours des premières années de la vie, le cerveau connaît une croissance rapide, doublant presque de taille pendant la première année.

Plasticité : Le cerveau de l'enfant possède une remarquable capacité d'adaptation. En cas de lésion, d'autres zones du cerveau peuvent souvent compenser la fonction perdue, un phénomène moins fréquent chez l'adulte.

3. Colonne vertébrale et moelle épinière :

Flexibilité : La colonne vertébrale de l'enfant est plus flexible que celle de l'adulte, ce qui influence les types de blessures et de déformations observés.

Moelle épinière en croissance : La moelle épinière chez le jeune enfant est proportionnellement plus longue par rapport à la colonne vertébrale, se déplaçant vers le haut avec l'âge. Ceci doit être pris en compte lors des interventions chirurgicales.

4. Système nerveux :

Myélinisation : La myélinisation, processus par lequel les axones sont recouverts d'une gaine de myéline, se poursuit après la naissance, ce qui influence la vitesse de conduction nerveuse.

Synaptogenèse : Il y a une explosion de formation synaptique dans les premières années de la vie, suivie d'une élimination sélective des synapses, affinant ainsi les circuits neuronaux.

5. Réponses physiologiques :

Métabolisme : Le métabolisme cérébral est plus élevé chez l'enfant que chez l'adulte, ce qui signifie que l'enfant a des besoins énergétiques plus élevés.

Réponse à la médication : Le métabolisme, la distribution et l'élimination des médicaments peuvent varier chez l'enfant, nécessitant des ajustements de dosage.

Les différences anatomiques et physiologiques entre l'enfant et l'adulte ont des implications majeures pour les professionnels de santé, en particulier en neurochirurgie. Une compréhension approfondie de ces particularités est essentielle pour fournir des soins adaptés et efficaces. Pour l'infirmier travaillant en neurochirurgie pédiatrique, cette connaissance permet d'ajuster les soins, d'interpréter correctement les signes et symptômes, et de collaborer étroitement avec toute l'équipe médicale pour assurer le meilleur résultat possible pour l'enfant.

Les affections neurochirurgicales courantes en pédiatrie

La pédiatrie présente un ensemble unique d'affections neurochirurgicales qui diffèrent parfois de celles rencontrées chez l'adulte. La prise en charge de ces affections nécessite une connaissance spécialisée des particularités anatomiques, physiologiques et développementales de l'enfant. Voici un aperçu de ces pathologies.

1. Malformations congénitales :

- **Hydrocéphalie :** Accumulation anormale de liquide céphalorachidien dans ou autour du cerveau. Elle peut résulter d'une obstruction, d'une absorption réduite ou d'une production excessive de liquide.
- **Spina bifida :** Un défaut de fermeture du tube neural qui peut entraîner une protrusion des structures de la moelle épinière à travers une ouverture dans la colonne vertébrale.
- **Craniosténose :** Fermeture prématurée des sutures du crâne, limitant ainsi l'expansion normale du cerveau durant sa croissance.

2. Tumeurs cérébrales :

Bien que moins courantes que chez l'adulte, les tumeurs cérébrales sont parmi les cancers les plus courants en pédiatrie. Les types courants incluent :

- **Médulloblastome :** Une tumeur maligne de la fosse postérieure.
- **Astrocytome pilocytique :** Une tumeur généralement bénigne qui peut se situer n'importe où dans le cerveau.

Épendymome : Tumeur qui se développe à partir des cellules épendymaires qui tapissent les ventricules du cerveau.

3. Traumatismes crânio-cérébraux :

   Les enfants sont particulièrement susceptibles aux chutes et aux blessures, ce qui peut entraîner des traumatismes crâniens de divers degrés.

4. Infections du système nerveux central :

   Abcès cérébral : Accumulation localisée de pus dans le cerveau à la suite d'une infection.

   Méningite : Inflammation des membranes entourant le cerveau et la moelle épinière.

5. Épilepsie :

   Certaines formes d'épilepsie sont spécifiques à la population pédiatrique, comme le syndrome de West ou les spasmes infantiles.

6. Affections vasculaires :

   Malformations artério-veineuses (MAV) : Connexions anormales entre les artères et les veines, souvent présentes à la naissance.

   Cavernomes : Malformations vasculaires qui peuvent provoquer des saignements ou des crises.

7. Anomalies de la moelle épinière :

   Syndrome de la moelle attachée : La moelle épinière est anormalement attachée à la colonne vertébrale, limitant son mouvement.

La prise en charge neurochirurgicale en pédiatrie est une spécialité complexe, requérant une approche dédiée. Pour les infirmiers œuvrant dans ce domaine, une connaissance approfondie de ces affections et de leurs implications est primordiale afin d'assurer des soins de qualité, d'accompagner les familles et de collaborer efficacement avec le reste de l'équipe médicale.

Approche spécifique de l'infirmier face à l'enfant et à sa famille

En pédiatrie neurochirurgicale, l'infirmier ne s'occupe pas seulement d'un patient, mais d'un ensemble dynamique comprenant l'enfant et sa famille. Les besoins physiologiques, psychologiques et sociaux de l'enfant diffèrent de ceux de l'adulte, et requièrent une approche adaptée et bienveillante.

1. Communication adaptée à l'âge :

   L'utilisation du jeu : Intégrer le jeu dans l'explication des procédures peut aider à réduire l'anxiété de l'enfant.

   Langage simple : L'infirmier devra souvent simplifier ou adapter ses explications pour qu'elles soient compréhensibles pour l'enfant.

2. Création d'un environnement rassurant :

   Ambiance apaisante : Des jouets, des couleurs vives ou des éléments familiers peuvent transformer une chambre d'hôpital en un lieu moins intimidant.

   Présence parentale : Favoriser autant que possible la présence des parents lors des soins pour rassurer l'enfant.

3. Participation active des parents :

   Les parents peuvent être formés à certains soins de base, ce qui leur permet d'être impliqués activement dans le processus de guérison de leur enfant.

   La reconnaissance des parents comme partenaires de soins primaires est essentielle pour assurer une continuité des soins.

4. Évaluation de la douleur :

   La douleur chez l'enfant peut être exprimée différemment. L'infirmier doit être formé à reconnaître ces signes et à utiliser des échelles de douleur adaptées aux enfants.

5. Approche holistique :
- Prendre en compte la croissance et le développement de l'enfant, et adapter les soins en conséquence.
- Reconnaître et répondre aux besoins émotionnels de l'enfant, qui peuvent varier en fonction de son âge et de sa maturité.
6. Soutien psychologique pour la famille :
- La maladie ou la chirurgie d'un enfant est une épreuve bouleversante pour toute la famille. L'infirmier doit également soutenir les parents et les frères et sœurs, leur offrir des informations claires et les orienter vers d'autres professionnels si nécessaire.
7. Éducation thérapeutique :
- L'infirmier éduque la famille sur la maladie, les soins post-opératoires et la réhabilitation. Cette éducation permet de préparer la famille à la sortie de l'hôpital.

La neurochirurgie pédiatrique est un domaine où l'infirmier joue un rôle multidimensionnel. En plus des soins cliniques, l'infirmier est un éducateur, un soutien émotionnel et un défenseur des droits de l'enfant. Une communication efficace, la compassion et une compréhension approfondie des besoins uniques de l'enfant et de sa famille sont essentielles pour offrir des soins de qualité.

Chapitre 14 :
APPROCHES COMPLÉMENTAIRES EN NEUROCHIRURGIE

La réhabilitation neurologique postopératoire

La réhabilitation neurologique postopératoire est un volet fondamental du parcours de soins du patient après une intervention neurochirurgicale. Elle vise à restaurer, compenser ou adapter les fonctions altérées, permettant au patient de retrouver un niveau d'autonomie satisfaisant et de qualité de vie. Cette phase cruciale implique une collaboration interdisciplinaire et une implication sans faille de l'infirmier.

1. Compréhension des enjeux de la réhabilitation :
Après une intervention neurochirurgicale, les déficits peuvent être moteurs, sensoriels, cognitifs, ou une combinaison de ces éléments. L'objectif principal de la réhabilitation est de permettre au patient de fonctionner au mieux dans son environnement quotidien.

2. Évaluation initiale :
L'infirmier, en collaboration avec une équipe de réhabilitation, évalue les déficits du patient, ses besoins et ses objectifs. Cette évaluation sert de base pour élaborer un plan de réhabilitation individualisé.

3. Techniques de rééducation :
Physiothérapie : Focalisée sur la récupération motrice, la coordination, la force musculaire, et l'équilibre.

Ergothérapie : Aide le patient à retrouver les gestes du quotidien, adapte l'environnement et conseille sur les aides techniques.

Orthophonie : Nécessaire en cas de troubles du langage ou de la déglutition.

Neuropsychologie : Pour les patients présentant des troubles cognitifs, des séances visent à travailler la mémoire, l'attention, et les fonctions exécutives.

4. Rôle de l'infirmier dans la réhabilitation :

Suivi quotidien : Évaluer les progrès, détecter d'éventuelles complications et ajuster les soins en fonction.

Éducation : Informer le patient et sa famille sur les exercices à faire, l'utilisation de médicaments, et les adaptations nécessaires à domicile.

Soutien psychologique : La réhabilitation peut être une période frustrante pour le patient. L'infirmier joue un rôle clé dans le soutien émotionnel.

Coordination des soins : Assurer une transition fluide entre l'hôpital et le domicile ou les centres de réhabilitation.

5. Importance de l'interdisciplinarité :

La collaboration étroite entre infirmiers, kinésithérapeutes, ergothérapeutes, médecins de réhabilitation, psychologues, travailleurs sociaux, et autres professionnels est primordiale pour une prise en charge complète.

6. Prise en compte de la famille :

La famille joue un rôle crucial dans le soutien et l'encouragement du patient. L'infirmier s'assure que la famille est bien informée et impliquée dans le processus.

La réhabilitation neurologique postopératoire est une étape déterminante qui influence grandement le devenir du patient. L'infirmier, par sa présence constante et son rôle central dans les soins, est un pilier de cette phase de récupération, garantissant une prise en charge holistique et adaptée aux besoins du patient.

Thérapies alternatives : acupuncture, ostéopathie, etc.

Au cœur du paysage médical moderne, se trouve un mélange riche et diversifié de thérapies traditionnelles et alternatives. Ces dernières, bien que souvent marginales dans les protocoles médicaux classiques, peuvent offrir des bénéfices complémentaires non négligeables pour les patients en neurochirurgie. Il est donc primordial pour l'infirmier d'en avoir une compréhension éclairée afin d'orienter et d'informer le patient de manière optimale.

1. L'acupuncture :
Originaire de la médecine traditionnelle chinoise, l'acupuncture implique l'insertion de fines aiguilles en des points précis du corps. Ces points sont considérés comme des zones où l'énergie, ou "Qi", circule.

> **Avantages en neurochirurgie :** L'acupuncture peut aider à gérer la douleur post-opératoire, à réduire l'inflammation et à améliorer la circulation sanguine.
>
> **Le rôle de l'infirmier :** Identifier les patients qui pourraient bénéficier de cette approche, connaître les bons praticiens, et intégrer ces soins dans le plan thérapeutique global.

2. L'ostéopathie :
Cette approche manuelle est axée sur la détection, le traitement et la prévention des déséquilibres de la mobilité des tissus du corps qui peuvent provoquer des désordres.

> **Avantages en neurochirurgie :** L'ostéopathie peut contribuer à la récupération post-opératoire, en améliorant la mobilité et en réduisant les tensions musculo-squelettiques.

Le rôle de l'infirmier : Comprendre quand l'ostéopathie peut être utile, orienter le patient vers des ostéopathes qualifiés, et s'assurer que ce traitement est compatible avec les autres soins du patient.

3. Autres thérapies complémentaires :

La chiropractie : Focalisée sur le diagnostic, le traitement et la prévention des troubles musculo-squelettiques, en particulier de la colonne vertébrale.

La massothérapie : Les massages peuvent aider à détendre les muscles, à améliorer la circulation sanguine et à réduire la douleur.

La méditation et la pleine conscience : Ces pratiques peuvent aider les patients à gérer le stress, la douleur et l'anxiété associés à leur affection ou intervention.

Bien que ces thérapies alternatives ne remplacent pas les traitements médicaux traditionnels, elles peuvent offrir des bénéfices complémentaires significatifs pour les patients en neurochirurgie. L'infirmier, en tant que pivot des soins du patient, a le devoir d'être informé de ces options, afin d'assurer une prise en charge globale et intégrée.

Intégration de méthodes non conventionnelles dans le plan de soins

L'avènement de l'ère de la médecine intégrative nous rappelle constamment l'importance de considérer l'être humain dans sa globalité. Le patient n'est pas simplement une somme de symptômes à traiter, mais une entité complexe, dont les besoins vont bien au-delà de la chirurgie ou du médicament. Les méthodes non conventionnelles, bien que parfois décriées, offrent une dimension holistique aux soins, permettant d'aborder la guérison d'une manière plus complète. L'infirmier en neurochirurgie, en tant que maillon essentiel de la chaîne de soins, se doit de connaître ces méthodes et de savoir comment les intégrer de manière judicieuse.

1. Reconnaître l'individualité du patient :
Chaque patient est unique, avec ses croyances, ses expériences et ses attentes. Un plan de soins efficace reconnaît cette singularité et cherche à l'intégrer.

2. Comprendre les différentes méthodes :
- **Homéopathie :** Basée sur le principe de similitude, elle utilise de petites doses pour traiter des symptômes spécifiques.
- **Phytothérapie :** L'utilisation des plantes à des fins médicinales, souvent sous forme d'infusions, de décoctions ou de capsules.
- **Aromathérapie :** L'usage des huiles essentielles pour divers maux, allant de la douleur à l'anxiété.

3. L'importance de la formation continue :
L'infirmier doit rester informé des dernières recherches et évolutions concernant les thérapies non conventionnelles, afin d'offrir au patient des conseils avisés.

4. Collaboration avec d'autres professionnels :
Un réseau de thérapeutes qualifiés (naturopathes, ostéopathes, acupuncteurs...) permet à l'infirmier de diriger le patient vers les meilleures ressources.

5. Évaluation des besoins spécifiques du patient :
Certains patients pourraient bénéficier davantage de méthodes complémentaires pour gérer la douleur, l'anxiété ou d'autres symptômes.

6. Intégration au plan de soins :
Il est crucial d'intégrer ces méthodes de manière cohérente. Par exemple, si un patient utilise des herbes médicinales, il faut s'assurer qu'elles n'interagissent pas négativement avec ses médicaments.

7. Respecter les choix du patient :
Certains patients peuvent être réticents à l'idée d'utiliser des méthodes non conventionnelles. Il est essentiel de respecter leurs choix, tout en fournissant des informations objectives.

L'intégration des méthodes non conventionnelles dans le plan de soins est un exercice délicat qui requiert à la fois connaissance, ouverture d'esprit et discernement. L'infirmier, en tant que défenseur des besoins et des droits du patient, joue un rôle central pour s'assurer que cette intégration est réalisée de manière éclairée et bénéfique pour le patient.

Chapitre 15 :
RECHERCHE ET INNOVATION
EN NEUROCHIRURGIE

Dernières avancées
et recherches en cours

Le domaine de la neurochirurgie, comme de nombreux autres domaines médicaux, est en constante évolution. L'intersection de la technologie, de la biologie et de la médecine a conduit à des avancées qui étaient autrefois considérées comme de la pure science-fiction. Dans cet océan de progrès, il est essentiel pour tout professionnel de santé, en particulier pour l'infirmier en neurochirurgie, de rester informé et à jour.

1. Chirurgie assistée par robot :
Les robots chirurgicaux offrent une précision accrue, réduisent les tremblements humains et permettent des incisions plus petites, ce qui entraîne une récupération plus rapide pour les patients. Des systèmes comme le Da Vinci permettent déjà de réaliser des procédures complexes avec une invasivité minimale.

2. Imagerie avancée :
L'utilisation de l'intelligence artificielle et du deep learning dans l'imagerie médicale facilite la détection et la cartographie précise des lésions cérébrales. Cela permet une chirurgie plus ciblée et moins invasive.

3. Thérapie génique et cellulaire :
Des recherches sont en cours pour traiter des maladies neurodégénératives, telles que la maladie de Parkinson ou la sclérose latérale amyotrophique (SLA), en modifiant les gènes ou en utilisant des cellules souches.

4. Neuromodulation :

L'utilisation d'implants pour moduler l'activité électrique du cerveau s'est avérée prometteuse pour traiter des affections telles que la dépression résistante au traitement, l'épilepsie et même certaines douleurs chroniques.

5. Bio-impression 3D :

La capacité d'imprimer en 3D des tissus biologiques ouvre la voie à la création de greffes personnalisées pour réparer les dommages neurologiques.

6. Interfaces cerveau-machine :

Les recherches sur la création d'interfaces directes entre le cerveau et les machines pourraient, à l'avenir, aider les patients paralysés à retrouver certaines fonctions ou à communiquer.

7. Microchirurgie par laser :

L'utilisation de lasers pour effectuer des procédures délicates minimise les dommages aux tissus environnants et accélère la guérison.

8. Recherche sur les biomatériaux :

Le développement de nouveaux matériaux compatibles avec le cerveau peut réduire les risques d'infection, de rejet ou d'inflammation après une chirurgie.

La frontière de la neurochirurgie s'étend constamment grâce aux innovations technologiques et à la recherche approfondie. Pour l'infirmier en neurochirurgie, comprendre ces avancées et comment elles peuvent être appliquées cliniquement est essentiel pour fournir des soins optimaux. Toutefois, il est également important de garder à l'esprit l'éthique médicale et de s'assurer que chaque nouvelle méthode est appliquée de manière à servir au mieux les intérêts du patient.

Participation de l'infirmier à la recherche clinique

La recherche clinique, qui englobe une gamme d'activités allant des études préliminaires aux essais cliniques de phase IV, est au cœur des avancées médicales. Elle nous permet de comprendre les maladies, de développer de nouveaux traitements et d'améliorer la qualité des soins. Dans ce panorama, l'infirmier, avec sa proximité unique avec le patient et sa compréhension profonde de l'administration des soins, joue un rôle crucial.

1. L'infirmier comme lien entre le patient et l'équipe de recherche :
La relation de confiance établie entre l'infirmier et le patient facilite la communication. L'infirmier est souvent le premier point de contact pour les patients participant à des études cliniques, répondant à leurs questions, dissipant leurs craintes et s'assurant de leur compréhension et de leur consentement éclairé.

2. Gestion des évaluations cliniques :
Les infirmiers sont souvent responsables de la collecte de données dans le cadre des essais cliniques, que ce soit par des prélèvements sanguins, des mesures vitales, des évaluations neurologiques ou d'autres tests pertinents.

3. Surveillance des effets secondaires et des réactions adverses :
L'infirmier joue un rôle crucial dans la surveillance et la documentation des effets secondaires des traitements à l'étude. Cette surveillance attentive peut aider à identifier rapidement tout problème potentiel, garantissant ainsi la sécurité des participants.

4. Éducation et formation :
L'infirmier est souvent chargé d'éduquer les patients sur le déroulement de l'essai, les protocoles à suivre et l'importance de la conformité. De plus, l'infirmier peut être

appelé à former d'autres membres du personnel sur les spécificités de l'essai clinique.

5. Collaboration multidisciplinaire :
En travaillant en étroite collaboration avec des chercheurs, des médecins, des pharmaciens et d'autres professionnels de santé, l'infirmier contribue à assurer que l'essai est mené conformément aux normes éthiques et réglementaires.

6. Participation active à la conception de la recherche :
Fort de son expérience clinique, l'infirmier peut offrir des perspectives précieuses lors de la conception d'études, en suggérant des méthodologies qui tiennent compte à la fois de la science et de la meilleure expérience patient.

7. Promotion de la recherche clinique :
Les infirmiers peuvent agir comme défenseurs de la recherche clinique au sein de la communauté médicale et du grand public, sensibilisant aux avantages des essais cliniques et encourageant la participation.

La participation de l'infirmier à la recherche clinique renforce le pont entre les soins cliniques et la recherche. Avec leur sensibilité aux besoins des patients et leur expertise clinique, les infirmiers sont essentiels pour garantir que la recherche est non seulement scientifiquement rigoureuse, mais aussi éthique et centrée sur le patient.

L'avenir de la neurochirurgie : robotique, intelligence artificielle, etc.

La neurochirurgie, tout comme de nombreuses autres disciplines médicales, est en constante évolution. Avec l'explosion technologique de ces dernières décennies, nous sommes à l'aube d'une révolution dans la façon dont les procédures neurochirurgicales sont réalisées et envisagées. Les avancées en matière de robotique, d'intelligence artificielle (IA) et de nouvelles technologies promettent des interventions plus précises, plus sûres et plus efficaces.

1. Robotique en neurochirurgie :
Les robots chirurgicaux, comme le célèbre robot da Vinci, ont déjà changé la donne dans plusieurs domaines chirurgicaux. En neurochirurgie, ces robots promettent une précision microscopique, minimisant le risque d'endommager les tissus sains. Ils peuvent être programmés pour effectuer des tâches répétitives avec une exactitude inégalée, tout en permettant au chirurgien de contrôler l'intervention à chaque étape.

2. Intelligence artificielle et neuroimagerie :
L'IA a le potentiel de transformer la neuroimagerie. Les algorithmes sophistiqués peuvent aider à identifier rapidement les anomalies, prédire le risque de certaines affections ou même guider les chirurgiens en temps réel pendant l'opération. De plus, avec l'apprentissage automatique, ces systèmes peuvent continuellement s'améliorer en analysant de grandes quantités de données.

3. Réalité augmentée et réalité virtuelle :
Ces technologies offrent aux neurochirurgiens une visualisation tridimensionnelle du cerveau ou de la colonne vertébrale du patient, permettant une planification chirurgicale plus précise. Pendant la chirurgie, les chirurgiens peuvent "voir" la zone sur laquelle ils opèrent en superposition avec des images numériques, offrant ainsi une meilleure orientation et réduisant les risques.

4. Nanotechnologie :
Les nanoparticules pourraient être utilisées pour administrer des médicaments directement à des zones spécifiques du cerveau, offrant un traitement ciblé pour des affections comme les tumeurs cérébrales. Cela pourrait réduire les effets secondaires associés à la chimiothérapie traditionnelle.

5. Interface cerveau-machine :

Ces interfaces, qui permettent une communication directe entre le cerveau et un dispositif externe, pourraient révolutionner le traitement des lésions de la moelle épinière, des maladies neurodégénératives et d'autres affections. Imaginez un patient paralysé qui peut contrôler un exosquelette grâce à sa pensée !

6. Formation et éducation avec l'IA :

Les systèmes basés sur l'IA peuvent également jouer un rôle dans la formation des futurs neurochirurgiens, offrant des simulations réalistes et des scénarios d'apprentissage adaptatifs.

L'avenir de la neurochirurgie est brillant, avec une convergence de technologies qui offrent de nouvelles façons de traiter, de diagnostiquer et d'approcher les affections neurologiques. Toutefois, avec ces avancées vient la nécessité d'une formation continue, d'une éthique rigoureuse et d'une considération constante de l'humanité derrière chaque diagnostic. La technologie peut évoluer, mais le cœur de la médecine reste le bien-être du patient.

Chapitre 16 :
LA PRÉVENTION
ET L'ÉDUCATION DU PATIENT

Éducation préventive pour réduire les risques de maladies neurologiques

L'éducation préventive, axée sur la sensibilisation du public à des comportements sains et la prise de mesures proactives, est un outil puissant pour réduire le risque de maladies neurologiques. La prévention des maladies, en particulier celles qui affectent le système nerveux, peut non seulement améliorer la qualité de vie, mais aussi réduire le fardeau économique et émotionnel pour les individus, leurs familles et la société dans son ensemble.

1. Sensibilisation au traumatisme crânien :
Les traumatismes crâniens, qu'ils soient mineurs ou graves, peuvent avoir des conséquences à long terme sur la santé neurologique. L'éducation sur l'importance du port du casque lors de la pratique de sports ou d'activités à risque, ainsi que sur les mesures de sécurité routière, est cruciale.

2. Promotion d'une alimentation saine :
De nombreuses études ont montré que ce que nous mangeons peut influencer notre santé cérébrale. Une alimentation équilibrée, riche en antioxydants, en oméga-3 et en nutriments essentiels, peut aider à prévenir des affections telles que la démence et la maladie d'Alzheimer.

3. L'importance de l'activité physique :
L'exercice régulier stimule la circulation sanguine, ce qui peut aider à prévenir les accidents vasculaires cérébraux et d'autres affections neurologiques. De plus, l'activité

physique a été associée à une réduction du risque de déclin cognitif.

4. Gestion du stress :

Le stress chronique peut avoir des effets néfastes sur le cerveau. L'éducation sur les techniques de relaxation, telles que la méditation, le yoga et la respiration profonde, peut être bénéfique pour la santé mentale et neurologique.

5. Éviter les substances nocives :

La sensibilisation aux dangers de la consommation excessive d'alcool, de la consommation de drogues et de l'exposition à certaines toxines environnementales peut aider à prévenir leur impact négatif sur le système nerveux.

6. Contrôle régulier de la tension artérielle et du diabète

Ces deux facteurs sont étroitement liés à la santé neurologique. Une tension artérielle élevée et un diabète non contrôlé peuvent endommager les vaisseaux sanguins du cerveau, augmentant ainsi le risque d'accident vasculaire cérébral et de démence.

7. Promotion du sommeil réparateur :

Un sommeil de qualité est essentiel pour la régénération du cerveau et la consolidation de la mémoire. Éduquer sur l'importance du sommeil et sur les méthodes pour améliorer la qualité du sommeil peut avoir un impact significatif sur la prévention des maladies neurologiques.

8. Vaccination :

Certaines infections peuvent entraîner des complications neurologiques. La sensibilisation à l'importance de la vaccination contre des maladies comme la méningite, la rage ou l'encéphalite japonaise est donc cruciale.

9. Promotion de la santé mentale :

Des conditions comme la dépression, l'anxiété ou les troubles bipolaires peuvent avoir des implications neurologiques. Il est essentiel d'éduquer le public sur la reconnaissance des signes et des symptômes et sur l'importance de la prise en charge appropriée.

L'éducation préventive est un moyen puissant de favoriser

la santé et le bien-être de la population. En sensibilisant et en outillant les individus pour qu'ils prennent des décisions éclairées concernant leur santé, nous pouvons réduire l'incidence des maladies neurologiques et am

Stratégies d'éducation pour améliorer la conformité postopératoire

Assurer la conformité postopératoire des patients est un élément essentiel pour optimiser les résultats chirurgicaux et minimiser les complications potentielles. La conformité, c'est-à-dire le respect des recommandations médicales, est souvent un défi en raison de la complexité des directives, des peurs ou des idées fausses des patients, et de divers autres obstacles. L'éducation du patient est donc une stratégie clé pour améliorer cette conformité. Examinons quelques stratégies d'éducation efficaces.

1. Évaluation des besoins individuels :
Chaque patient est unique. Comprendre leurs besoins, leurs inquiétudes et leur niveau de connaissances est le point de départ. Utilisez des questionnaires ou des entretiens pour évaluer ces éléments.

2. Utilisation de matériel pédagogique adapté :
Des brochures, des vidéos, des modèles anatomiques et des applications mobiles peuvent être utilisés pour fournir des informations. Assurez-vous que ces matériaux sont à jour, clairs et compréhensibles pour le patient.

3. Sessions d'éducation individuelles et de groupe :
Bien que les sessions individuelles permettent une attention personnalisée, les sessions de groupe peuvent offrir une interaction et un soutien entre pairs.

4. Démonstrations pratiques :
Par exemple, montrez aux patients comment nettoyer une incision ou comment effectuer certains exercices de

physiothérapie. Le fait de voir et de pratiquer peut améliorer la compréhension et la confiance.

5. Implication de la famille et des aidants :

Souvent, ce sont les membres de la famille ou les aidants qui soutiendront le patient à la maison. Les impliquer dans le processus éducatif peut renforcer la conformité.

6. Rappels et suivis :

Les appels téléphoniques, les SMS ou les applications peuvent être utilisés pour rappeler aux patients leurs médicaments, leurs rendez-vous ou d'autres directives importantes.

7. Fournir des informations écrites :

Les instructions orales sont facilement oubliées. Fournir un résumé écrit des directives postopératoires peut aider les patients à se référer aux recommandations.

8. Favoriser un environnement de questions :

Encouragez les patients à poser des questions. Plus ils comprennent leur situation, plus ils sont susceptibles de respecter les recommandations.

9. Sessions de révision :

Organiser des sessions de suivi pour revoir les directives postopératoires, clarifier les doutes et renforcer les comportements souhaités.

10. Feedback des patients :

Sollicitez des retours d'information sur le matériel éducatif et les sessions pour continuer à améliorer et affiner les approches.

11. Renforcement des bénéfices :

Expliquez clairement au patient pourquoi chaque directive est importante et comment elle contribue à son rétablissement.

12. Créer une ligne d'assistance :

Offrez une ligne d'assistance ou un moyen pour les patients de poser des questions ou de signaler des problèmes entre les rendez-vous. Savoir qu'ils ont un soutien continu peut augmenter la conformité.

L'éducation est un outil puissant pour améliorer la conformité postopératoire. En adoptant une approche multidimensionnelle, centrée sur le patient et en s'adaptant aux besoins individuels, les professionnels de santé peuvent optimiser les résultats chirurgicaux et garantir que les patients reçoivent les meilleurs soins possibles après l'opération.

Utilisation d'outils numériques pour l'éducation du patient

Dans un monde où la technologie joue un rôle de plus en plus prédominant, l'exploitation des outils numériques pour l'éducation des patients devient non seulement pertinente, mais essentielle. Ces outils offrent une variété de moyens pour améliorer la compréhension, la conformité et l'engagement des patients.

1. Applications mobiles dédiées :
De nombreuses applications sont conçues spécifiquement pour fournir des informations médicales, suivre les progrès du patient, rappeler les médicaments ou les rendez-vous, et offrir des conseils pour la gestion de certaines affections. Ces applications peuvent être personnalisées selon les besoins spécifiques de chaque patient.

2. Plateformes d'apprentissage en ligne :
Il existe des plateformes dédiées où les patients peuvent suivre des modules d'apprentissage, des vidéos explicatives et participer à des forums de discussion. Ces plateformes offrent une expérience d'apprentissage interactive.

3. Réalité virtuelle et augmentée :
Ces technologies immersives peuvent aider les patients à visualiser des processus complexes, à comprendre leur anatomie ou le fonctionnement d'un traitement. Par

exemple, visualiser une chirurgie ou comprendre le processus de réparation d'une fracture.

4. Portails patients :

Des portails sécurisés où les patients peuvent accéder à leurs dossiers médicaux, prendre des rendez-vous, poser des questions et recevoir des réponses de leur équipe médicale, ou encore suivre leurs progrès.

5. Webinaires et sessions en ligne :

Grâce aux plateformes de visioconférence, il est possible d'organiser des sessions d'éducation pour de larges groupes de patients, où ils peuvent interagir avec des professionnels de santé et poser des questions en temps réel.

6. Chatbots médicaux :

Des robots de discussion programmés pour fournir des réponses à des questions médicales courantes, orienter les patients ou même effectuer un premier diagnostic basé sur les symptômes décrits.

7. Vidéos éducatives :

Des vidéos, accessibles via YouTube ou d'autres plateformes, peuvent illustrer des concepts, des procédures ou des conseils pour les patients. Elles offrent une méthode d'apprentissage visuelle qui peut être plus engageante.

8. Outils d'auto-évaluation :

Des questionnaires ou des quiz en ligne qui permettent aux patients d'évaluer leurs connaissances, de renforcer ce qu'ils ont appris et d'identifier les domaines où ils peuvent avoir besoin d'une éducation supplémentaire.

9. Rappels et notifications :

Des alertes push ou des SMS peuvent rappeler aux patients des informations essentielles, des rendez-vous ou des médicaments à prendre.

10. Réseaux sociaux :

Les groupes de patients sur des plateformes comme Facebook ou LinkedIn peuvent offrir un espace pour partager des expériences, poser des questions et recevoir des informations.

L'intégration d'outils numériques dans l'éducation du patient ne remplace pas l'interaction humaine, mais elle la complète et l'enrichit. Avec l'avènement constant de nouvelles technologies et la capacité d'adapter ces outils aux besoins des patients, les professionnels de santé disposent d'un arsenal grandissant pour optimiser l'éducation et l'engagement des patients. Ces outils, lorsqu'ils sont utilisés judicieusement, ont le potentiel d'améliorer significativement la prise en charge et les résultats pour les patients.

Chapitre 17 :
LES INFECTIONS NOSOCOMIALES EN NEUROCHIRURGIE

Comprendre les sources d'infections

Les infections sont causées par des agents pathogènes, tels que des bactéries, des virus, des champignons et des parasites. Pour prévenir efficacement les infections, en particulier dans un environnement médical, il est crucial de comprendre leurs sources et leurs modes de transmission. Plongeons ensemble dans cet univers microscopique.

1. Bactéries :
Ces micro-organismes unicellulaires peuvent vivre dans presque tous les environnements, du fond des océans à l'intérieur du corps humain. Si beaucoup sont bénéfiques pour nous, certains peuvent causer des maladies, comme le staphylocoque doré responsable d'infections cutanées ou le bacille de Koch à l'origine de la tuberculose.

2. Virus :
Plus petits que les bactéries, les virus ne peuvent se reproduire qu'à l'intérieur des cellules d'autres organismes. Cela peut être des animaux, des plantes ou des humains. Le VIH, le virus de la grippe et le SARS-CoV-2, responsable de la COVID-19, en sont des exemples.

3. Champignons :
Bien qu'ils soient essentiels pour décomposer la matière organique, certains champignons peuvent provoquer des infections, notamment sur la peau, comme les mycoses, ou les poumons, comme la pneumonie à Pneumocystis.

4. Parasites :
Ces organismes vivent et se nourrissent d'autres êtres vivants. Les maladies parasitaires courantes comprennent le paludisme, la giardiase ou la toxoplasmose.

Sources d'infections :

Contact direct : Les agents pathogènes peuvent être transmis par contact physique, comme une poignée de main, un baiser ou une morsure.

Transmission gouttelette : Les toux et les éternuements libèrent des gouttelettes contenant des agents pathogènes qui peuvent infecter d'autres personnes si elles inhalent ces gouttelettes.

Aliments et eau : Manger ou boire des produits contaminés peut conduire à des infections. Exemples : salmonelles, hépatite A.

Contact avec une surface infectée : Toucher une surface contaminée et ensuite toucher sa bouche, ses yeux ou son nez peut conduire à une infection.

Transmission vectorielle : Certains agents pathogènes sont transmis par des insectes. Le moustique est le vecteur du paludisme, par exemple.

Transmission animale : Les animaux peuvent porter des agents pathogènes qui peuvent infecter les humains, comme le virus de la rage.

Transmission aéroportée : Dans de rares cas, des agents pathogènes peuvent être diffusés dans l'air et respirés. La tuberculose peut se propager de cette manière.

Prévention :

Hygiène personnelle : Le lavage régulier des mains est essentiel.

Vaccination : Une méthode préventive contre certaines infections.

Sécurité alimentaire : Cuisiner correctement et éviter la contamination croisée.

Protection contre les moustiques : Utilisation de moustiquaires ou de répulsifs.

Port d'équipements de protection : Dans un cadre médical, le port de masques, de gants et de blouses peut réduire la propagation.

La compréhension des sources d'infection est la première étape pour prévenir leur propagation. Dans le domaine médical, cette compréhension est la pierre angulaire d'une prévention efficace et d'une réponse rapide en cas d'éclosion d'une maladie infectieuse.

Protocoles de prévention et d'intervention

Dans le monde de la médecine, la prévention et l'intervention sont deux facettes d'une même médaille. La prévention vise à empêcher la survenue d'un événement indésirable, tandis que l'intervention permet d'agir rapidement et efficacement en cas d'événement imprévu. Les protocoles sont établis pour garantir que chaque étape est exécutée de manière cohérente, réduisant ainsi les risques et maximisant la sécurité.

Prévention :
1. Hygiène des mains :
   - Lavage systématique des mains avant et après tout contact avec un patient, avec de l'eau et du savon ou avec une solution hydro-alcoolique.
   - Formation régulière du personnel sur les techniques appropriées.
2. Utilisation d'équipements de protection individuelle (EPI) :
   - Choix de l'EPI en fonction de l'intervention : gants, masques, lunettes de protection, blouses, etc.
   - Formation à la mise en place, au retrait et à l'élimination corrects des EPI.
3. Gestion des déchets médicaux :
   - Classification, élimination et désinfection appropriées des déchets.

Formation du personnel à la manipulation sûre des déchets.

4. Vaccination :

Veiller à ce que le personnel soit à jour dans ses vaccinations, y compris contre l'hépatite B, la grippe et d'autres maladies pertinentes.

Conseils sur la vaccination des patients, le cas échéant.

5. Formation continue :

Séances régulières de formation et de mise à jour pour le personnel sur les dernières recommandations et techniques.

Intervention :

1. Identification rapide :

Protocoles pour reconnaître rapidement les signes et symptômes d'une infection ou d'une autre complication.

Outils de triage pour hiérarchiser les interventions.

2. Isolement :

Mise en place de zones d'isolement pour les patients présentant des symptômes d'infections hautement contagieuses.

Formation du personnel à l'admission, à la prise en charge et à la sortie des patients en isolement.

3. Traitement :

Protocoles médicamenteux clairement définis en fonction du diagnostic.

Approche multidisciplinaire avec collaboration entre différents spécialistes si nécessaire.

4. Signalement :

Notification des infections nosocomiales ou des éclosions à l'administration et aux autorités de santé publique, si nécessaire.

Systèmes de suivi pour identifier les causes sous-jacentes et prévenir les récurrences.

5. Revue et amélioration :

Évaluation régulière des incidents et des interventions pour améliorer les protocoles.

Retours d'expérience et partage des leçons apprises avec l'ensemble du personnel.

La mise en œuvre rigoureuse de protocoles de prévention et d'intervention est cruciale pour garantir la sécurité des patients et du personnel. Ces protocoles nécessitent une mise à jour régulière basée sur les dernières recherches et une formation continue pour s'assurer que chaque membre de l'équipe est équipé pour offrir les meilleurs soins possibles.

Rôle crucial de l'infirmier dans la prévention des infections

La prévention des infections constitue l'une des pierres angulaires de la pratique infirmière. Au-delà des simples soins médicaux, l'infirmier joue un rôle fondamental pour assurer la sécurité et le bien-être des patients. Dans l'univers de la neurochirurgie, où les patients peuvent être particulièrement vulnérables aux infections en raison des interventions invasives, le rôle de l'infirmier est d'autant plus essentiel.

1. La première ligne de défense :
L'infirmier est souvent le premier professionnel de santé à interagir directement avec le patient, ce qui fait de lui une sentinelle dans la détection précoce des signes d'infection. Un simple examen physique, l'observation de la peau, des plaies, ou encore la mesure de la température peuvent alerter sur une possible infection.

2. L'hygiène irréprochable :
L'importance du lavage des mains ne saurait être sous-estimée. Par cette simple action, l'infirmier réduit considérablement le risque de transmission de pathogènes. De plus, en montrant l'exemple, il incite également les patients, leurs proches et les autres

membres de l'équipe médicale à adopter une hygiène rigoureuse.

3. La gestion des plaies :

Les interventions en neurochirurgie peuvent entraîner des plaies importantes. L'infirmier veille à leur nettoyage, à leur asepsie, et surveille tout signe d'infection. Il s'assure également de la bonne administration des antibiotiques prophylactiques lorsque cela est nécessaire.

4. L'éducation du patient et de sa famille :

En informant le patient et ses proches sur les signes d'infection et les mesures préventives, l'infirmier crée une alliance pour renforcer la vigilance. Cette éducation permet une détection et une prise en charge rapides si une infection se développe.

5. La collaboration avec l'équipe médicale :

L'infirmier est le lien entre le patient et le reste de l'équipe médicale. En communiquant efficacement tout signe d'infection ou tout risque identifié, il facilite une intervention rapide et appropriée.

6. La maîtrise des dispositifs médicaux :

Les cathéters, drains, sondes et autres dispositifs peuvent être des portes d'entrée pour les infections. L'infirmier veille à leur manipulation aseptique, à leur entretien et à leur remplacement dans le respect des protocoles établis.

7. La participation à l'élaboration des protocoles :

Avec leur expérience au chevet des patients, les infirmiers sont souvent les mieux placés pour recommander des améliorations ou des ajustements aux protocoles existants en matière de prévention des infections.

8. La formation continue :

L'infirmier se doit d'être à jour avec les dernières découvertes et recommandations en matière de prévention des infections. Cela lui permet d'ajuster sa pratique et de renforcer son rôle de protecteur du patient.

Loin d'être de simples exécutants, les infirmiers sont des acteurs clés dans la prévention des infections, en particulier en neurochirurgie. Leur rôle proactif, leur expertise et leur proximité avec les patients en font des piliers de la sécurité et de la qualité des soins.

Chapitre 18 :
L'ÉTHIQUE DE FIN DE VIE
EN NEUROCHIRURGIE

La prise de décision en fin de vie pour les patients neurochirurgicaux

La prise de décision en fin de vie pour les patients neurochirurgicaux est un voyage émotionnel et éthique, entrelacé d'une multitude de considérations médicales, personnelles et sociétales. Cette complexité est accentuée par le caractère unique et mystérieux du cerveau, l'organe qui façonne notre identité, nos souvenirs, nos désirs, et qui s'avère être au cœur des interventions neurochirurgicales.

Les patients confrontés à des affections neurochirurgicales graves, qu'il s'agisse de tumeurs cérébrales agressives, de lésions traumatiques ou de maladies neurodégénératives avancées, peuvent se retrouver face à des décisions déchirantes. Quand la maladie altère le cerveau, elle remet souvent en question non seulement la viabilité de la vie, mais aussi sa qualité, le sens de l'existence et l'essence même de ce qui fait de nous des êtres humains.

Ces décisions ne sont pas prises à la légère et nécessitent une approche holistique, centrée sur le patient. Les neurochirurgiens, bien que dotés d'une expertise technique, reconnaissent l'importance d'impliquer le patient, la famille, et souvent une équipe multidisciplinaire dans le processus de prise de décision. Ces équipes peuvent inclure des neurologues, des infirmiers spécialisés, des psychologues, des aumôniers et des travailleurs sociaux, tous unis pour naviguer dans ces eaux tumultueuses.

Les questions abordées sont profondes : Quand est-il approprié d'envisager de retirer le soutien vital ? Quel rôle jouent les directives anticipées, et comment garantir qu'elles reflètent fidèlement les désirs du patient ?

Comment gérer la douleur et l'inconfort tout en respectant les volontés du patient ? Et au-delà de la médicalisation, comment aider les patients et les familles à trouver un sens, une clôture ou même un espoir dans ces moments les plus sombres ?

Un autre défi réside dans le respect des croyances culturelles et spirituelles, car elles peuvent influencer profondément les décisions en fin de vie. Une communication ouverte, empathique et respectueuse est donc essentielle pour construire la confiance et pour comprendre et honorer les souhaits du patient et de sa famille.

La prise de décision en fin de vie pour les patients neurochirurgicaux va bien au-delà de la simple médecine. C'est une exploration des profondeurs de l'humanité, des valeurs et des croyances. C'est un rappel que, même dans les moments les plus sombres, chaque décision, chaque action, doit être guidée par la compassion, le respect et l'intégrité.

Le rôle de l'infirmier
dans les soins palliatifs en neurochirurgie

Les soins palliatifs, axés sur le soulagement de la douleur et le bien-être du patient plutôt que sur la guérison, prennent une importance capitale en neurochirurgie. Dans ce contexte, l'infirmier joue un rôle pivot. Alors que le neurochirurgien se concentre sur les interventions spécifiques au cerveau ou à la moelle épinière, l'infirmier assure la prise en charge globale, holistique et continue du patient, tant sur le plan physique qu'émotionnel.

Dès le diagnostic, l'infirmier est souvent la première personne vers laquelle se tournent les patients et leurs familles pour obtenir des réponses, du soutien et des orientations. Il est le gardien de leur bien-être, veillant à ce que leurs symptômes soient gérés efficacement et à ce qu'ils reçoivent des informations claires et compréhensibles.

Sur le plan physique, l'infirmier en neurochirurgie se spécialise dans la gestion de la douleur, qui peut être particulièrement complexe chez ces patients. Cela peut impliquer une combinaison de médicaments, des techniques de relaxation et d'autres interventions pour assurer le confort du patient.

Mais le rôle de l'infirmier va bien au-delà des aspects physiques. La nature des affections neurochirurgicales peut souvent avoir des conséquences émotionnelles et psychologiques profondes. Les patients peuvent être confrontés à des déficits cognitifs ou à des changements de personnalité, ou ils peuvent être en deuil de leur ancienne vie. L'infirmier est là pour les soutenir à travers ces défis, offrant une oreille attentive, une épaule sur laquelle pleurer et des conseils pour naviguer dans ces eaux troubles.

L'infirmier travaille également en étroite collaboration avec une équipe de soins palliatifs, composée d'autres professionnels de santé, pour élaborer un plan de soins adapté à chaque patient. Cela peut inclure des sessions avec des psychologues, des aumôniers, des travailleurs sociaux et d'autres thérapeutes pour assurer une prise en charge globale.

De plus, l'infirmier est un pilier de soutien pour la famille du patient. Dans les moments difficiles, la famille peut se sentir perdue, débordée ou impuissante face à la maladie de leur proche. L'infirmier les guide à travers le processus, les aide à comprendre ce à quoi ils doivent s'attendre et les soutient dans leur propre processus de deuil.

L'infirmier en neurochirurgie qui travaille dans le domaine des soins palliatifs est bien plus qu'un simple dispensateur de soins médicaux. Il est le cœur battant de l'équipe de soins, apportant humanité, compassion et expertise à une situation qui, autrement, pourrait sembler insurmontable. Dans les moments les plus sombres, l'infirmier rappelle à tous que chaque jour, chaque moment, a de la valeur et mérite d'être vécu au mieux de ses possibilités.

Communication sensible avec les familles

La communication avec les familles des patients neurochirurgicaux revêt une importance fondamentale. Elle doit être empreinte d'une sensibilité et d'une empathie particulière, car ces familles font face à des réalités souvent complexes, parfois effrayantes et toujours émotionnellement chargées. L'infirmier, en tant que pont essentiel entre le patient, l'équipe médicale et les proches, est idéalement placé pour assumer ce rôle de communication.

D'abord, il est essentiel de reconnaître que chaque famille est unique. Chaque membre a ses propres sentiments, craintes, espoirs et préoccupations. Comprendre cette dynamique permet à l'infirmier de s'adapter et de personnaliser sa communication. Cela nécessite une écoute active, où l'infirmier est pleinement présent, sans jugement, pour entendre et comprendre les besoins de la famille.

Le choix des mots est également crucial. Les termes médicaux, bien qu'ils soient familiers pour l'infirmier, peuvent être étrangers et intimidants pour la famille. Il convient de les simplifier sans minimiser ou dévaloriser l'information, afin de rendre le message clair et compréhensible. Les métaphores et les analogies peuvent souvent aider à éclaircir des concepts compliqués.

Il est aussi fondamental d'encourager les questions. Les familles peuvent hésiter à poser des questions par peur de paraître ignorantes ou d'importuner le personnel médical. En créant un environnement accueillant et en invitant ouvertement les questions, l'infirmier peut dissiper ces craintes et s'assurer que la famille se sente informée et soutenue.

Mais au-delà des mots, la communication non verbale joue un rôle tout aussi important. Un simple toucher rassurant, un contact visuel ou un temps d'écoute patient peuvent transmettre autant, sinon plus, que des paroles. Ces gestes démontrent à la famille qu'elle est valorisée et prise en considération.

Il est aussi essentiel de reconnaître et de respecter les décisions de la famille, même si elles diffèrent des opinions ou recommandations médicales. L'autonomie et le respect de la dignité de chaque individu doivent être au cœur de la pratique de l'infirmier.

Enfin, il faut reconnaître l'importance du soutien émotionnel. Les familles des patients neurochirurgicaux peuvent éprouver une gamme d'émotions allant de la peur à la colère, en passant par le déni ou la culpabilité. L'infirmier, grâce à son expérience et à sa formation, est à même de fournir un soutien émotionnel, que ce soit en offrant une épaule sur laquelle pleurer, en fournissant des ressources ou simplement en étant présent.

La communication sensible avec les familles est un art délicat, qui exige patience, empathie et compétence. Mais lorsqu'elle est bien menée, elle peut faire une différence profonde dans l'expérience de la famille, transformant une période potentiellement traumatisante en un parcours de guérison et d'espoir.

Chapitre 19 :
L'IMPACT DE LA TÉLÉMÉDECINE EN NEUROCHIRURGIE

Utilisation de la technologie pour les consultations à distance

Dans un monde de plus en plus interconnecté, les avancées technologiques ont créé des opportunités sans précédent pour la prise en charge médicale. L'une des innovations les plus remarquables de ces dernières années est la capacité de réaliser des consultations à distance, en utilisant divers outils technologiques. Ce mode de consultation, parfois appelé télémédecine, permet d'améliorer l'accès aux soins, de réduire les coûts et de fournir des services spécialisés, même dans des zones reculées.

La magie de la connexion
L'utilisation de plateformes de vidéoconférence sécurisées permet à l'infirmier et au patient de se voir et de communiquer en temps réel, malgré la distance qui les sépare. Il ne s'agit pas seulement d'une conversation audio : le visuel permet d'observer des signes cliniques, d'évaluer l'état émotionnel du patient et d'établir un lien plus profond. De plus, des dispositifs connectés peuvent transmettre des données vitales, comme la tension artérielle ou le rythme cardiaque, directement à l'infirmier pendant la consultation.

Un égal accès aux soins
La télémédecine brise les barrières géographiques. Pour les patients vivant dans des zones rurales ou éloignées, ou ceux qui ont des difficultés à se déplacer, la possibilité d'avoir une consultation à distance est une véritable

bénédiction. Ils peuvent ainsi accéder à des soins spécialisés, comme ceux offerts en neurochirurgie, sans avoir à voyager sur de longues distances.

Un gain de temps et une réduction des coûts

Les consultations à distance réduisent le besoin de déplacements, ce qui signifie un gain de temps pour les patients et les professionnels de santé. Elles peuvent également contribuer à réduire les coûts associés aux voyages, à l'hébergement ou même aux consultations en personne.

Des précautions nécessaires

Cependant, la télémédecine n'est pas exempte de défis. Il est crucial de garantir la confidentialité et la sécurité des données du patient. Les plateformes utilisées doivent être conformes aux réglementations en vigueur sur la protection des données. De plus, il est important d'assurer une formation adéquate des infirmiers pour l'utilisation de ces technologies, ainsi que de disposer d'un plan d'urgence en cas de défaillance technologique.

Vers un futur connecté

Les consultations à distance sont probablement l'avenir de nombreuses spécialités médicales, y compris la neurochirurgie. À mesure que la technologie évolue et que de nouvelles innovations voient le jour, il est essentiel que les professionnels de santé, et en particulier les infirmiers, restent à la pointe de ces changements. Embrasser la technologie tout en préservant l'aspect humain des soins est le défi que la télémédecine propose. Et, face à ce défi, l'infirmier, par son rôle central dans la prise en charge du patient, a tout à gagner.

Surveillance postopératoire via des plateformes numériques

L'avènement des technologies numériques a révolutionné la prise en charge des patients, offrant de nouvelles méthodes pour surveiller leur état postopératoire. Les plateformes numériques offrent désormais la possibilité de suivre les patients en temps réel, même à distance, garantissant ainsi une continuité des soins, un meilleur suivi et une optimisation des résultats postopératoires.

Un suivi adapté et en temps réel
Grâce à des appareils connectés et des applications spécialisées, les paramètres vitaux du patient, tels que la fréquence cardiaque, la tension artérielle ou la température, peuvent être surveillés en continu et transmis à une plateforme centralisée. Les infirmiers, ainsi que toute l'équipe soignante, peuvent accéder à ces données en temps réel, permettant une intervention rapide en cas d'anomalie ou de complication.

L'importance de l'autosurveillance
Ces plateformes offrent également la possibilité aux patients de s'impliquer activement dans leur propre suivi. Ils peuvent renseigner des données telles que la douleur, les symptômes postopératoires ou même partager des photos de la plaie chirurgicale. Cette autosurveillance renforce le lien patient-soignant et favorise une prise en charge collaborative.

Des alertes en cas de complications
L'un des principaux avantages des plateformes numériques est la possibilité de configurer des alertes automatisées. Si un paramètre sort des limites préétablies ou si un patient signale un symptôme inquiétant, l'équipe médicale est immédiatement alertée, ce qui permet une prise en charge rapide.

La sécurité et la confidentialité avant tout
Comme pour toute technologie liée à la santé, la sécurité des données est primordiale. Les plateformes doivent garantir la confidentialité des informations, tout en assurant une transmission fiable des données. Les réglementations, souvent strictes, encadrent ces dispositifs pour protéger à la fois le patient et le professionnel de santé.

Un futur tourné vers la télésurveillance

La surveillance postopératoire via des plateformes numériques est appelée à se développer davantage dans les années à venir. Elle offre une réponse adaptée aux défis actuels de la santé, où l'optimisation des ressources et la prise en charge à distance prennent de plus en plus d'importance. Toutefois, il est essentiel de rappeler que ces technologies, aussi avancées soient-elles, ne remplacent pas le jugement clinique et l'expertise des soignants. Elles sont là pour les compléter, les renforcer et, in fine, garantir le meilleur suivi possible pour chaque patient.

Implications pour l'infirmier : avantages, défis et formation requise

Avec l'essor des plateformes numériques en neurochirurgie, les infirmiers se retrouvent en première ligne de cette évolution, jouant un rôle pivot dans l'intégration de ces outils au sein du parcours de soins. Ces nouvelles responsabilités, bien qu'offrant de multiples avantages, s'accompagnent de défis et exigent une formation adaptée.

Avantages :

Continuité des soins : Grâce à la surveillance en temps réel, les infirmiers peuvent assurer une continuité des soins postopératoires, même lorsque le patient est hors de l'établissement.

Optimisation du temps : Les plateformes numériques permettent une centralisation des informations, facilitant ainsi le suivi des patients et la détection précoce des complications.

Amélioration de la communication : Les plateformes favorisent une communication fluide entre les différents professionnels de santé et avec les patients eux-mêmes.

Renforcement du rôle de l'infirmier : Grâce à ces outils, l'infirmier se positionne comme un acteur clé de la télésurveillance, renforçant ainsi son rôle central dans le suivi postopératoire.

Défis :

Confidentialité des données : Avec l'échange constant d'informations médicales, les infirmiers doivent être particulièrement vigilants à la protection des données.

Dépendance technologique : Bien que les plateformes numériques soient des outils précieux, elles peuvent connaître des défaillances. Il est donc crucial de ne pas s'y fier aveuglément et de maintenir une vigilance clinique.

Résistance au changement : L'introduction de nouveaux outils peut susciter des résistances, tant de la part des patients que des soignants.

Gestion des alertes : La multiplication des données peut entraîner un nombre important d'alertes, dont certaines peuvent s'avérer non pertinentes.

Formation requise :

Maîtrise des outils numériques : Les infirmiers doivent être formés à l'utilisation des plateformes, de leur interface à la gestion des données.

Formation en cybersécurité : Il est crucial que les infirmiers soient sensibilisés aux questions de sécurité des données et connaissent les protocoles à suivre en cas de brèche.

Approche centrée sur le patient : Au-delà de la technologie, il est essentiel que l'infirmier reste centré sur le patient, adaptant la télésurveillance à chaque situation individuelle.

Mise à jour continue : Le domaine de la santé numérique évolue rapidement. Une formation régulière et des mises à jour des connaissances sont nécessaires pour rester à la pointe de cette spécialité.

Si les plateformes numériques en neurochirurgie ouvrent de nouvelles perspectives passionnantes, elles exigent une évolution des compétences et des pratiques professionnelles des infirmiers. Ceux-ci, au cœur de cette révolution, ont tout à gagner à embrasser ces changements, tout en restant fidèles à leur mission première : garantir le bien-être et la sécurité des patients.

Chapitre 20 :
GESTION DES VOIES D'ABORD
ET DES DISPOSITIFS IMPLANTABLES

Drainages ventriculaires externes, pompes à médicaments, stimulateurs

Dans le cadre de la neurochirurgie, divers dispositifs médicaux sont couramment utilisés pour améliorer la qualité de vie des patients, traiter certaines pathologies ou prévenir les complications. Parmi ceux-ci, les drainages ventriculaires externes (DVE), les pompes à médicaments et les stimulateurs se distinguent par leur technicité et leur importance cruciale. Approfondissons le rôle de ces outils, leurs indications et la manière dont les infirmiers interagissent avec eux.

1. Drainages ventriculaires externes (DVE) :
    Fonction principale : Les DVE sont utilisés pour drainer l'excès de liquide céphalorachidien (LCR) du cerveau vers une poche extérieure, souvent en cas d'hydrocéphalie ou après une intervention chirurgicale.
    Indications : Ils sont couramment indiqués en cas de pression intracrânienne élevée, d'hémorragies ou d'infections.
    Rôle de l'infirmier : La surveillance du débit, la prévention des infections, la gestion des complications comme le blocage du drain ou une hémorragie, et l'éducation du patient et de sa famille sur son utilisation.
2. Pompes à médicaments :
    Fonction principale : Ces dispositifs délivrent des médicaments directement dans la zone cible, comme

la moelle épinière, offrant un soulagement ciblé et réduisant les effets secondaires.

Indications : Couramment utilisées pour administrer des antispasmodiques, des analgésiques ou des agents chimiothérapeutiques.

Rôle de l'infirmier : Assurer le bon fonctionnement de la pompe, surveiller les signes de complications, recharger le médicament, éduquer le patient sur son utilisation et surveiller les effets secondaires potentiels.

3. Stimulateurs :

Fonction principale : Ces appareils délivrent de petites impulsions électriques à des régions spécifiques du cerveau ou du système nerveux pour traiter diverses conditions.

Indications : Utilisés pour traiter la maladie de Parkinson, l'épilepsie, certaines douleurs chroniques et d'autres troubles.

Rôle de l'infirmier : Veiller à ce que le dispositif fonctionne correctement, aider à la programmation, éduquer le patient sur son fonctionnement, surveiller les réponses du patient et s'assurer que les électrodes restent en place.

Chacun de ces dispositifs joue un rôle essentiel dans le traitement neurochirurgical, aidant à améliorer la qualité de vie des patients et à traiter efficacement leurs conditions. Pour les infirmiers, la compréhension de ces outils, de leur fonctionnement et de leurs implications est cruciale pour garantir des soins optimaux et assurer la sécurité des patients.

Surveillance, entretien et complications possibles

La prise en charge des patients en neurochirurgie va bien au-delà de la simple intervention. Une fois que le patient est équipé de dispositifs tels que les drainages ventriculaires externes, les pompes à médicaments ou les stimulateurs, la surveillance constante, l'entretien régulier et la prévention des complications possibles deviennent une priorité absolue.

1. Surveillance :
   Objectif principal : Assurer que le dispositif fonctionne correctement et que le patient reste stable.
   - Points clés pour l'infirmier :
   - Surveiller régulièrement les signes vitaux.
   - Observer tout changement de comportement ou de niveau de conscience du patient.
   - Contrôler le débit des DVE, s'assurer que le liquide drainé est clair et qu'il n'y a pas de signes d'infection.
   - Vérifier le site d'implantation pour détecter toute rougeur, gonflement ou suintement.
   - Suivre les doses et la distribution des médicaments via les pompes.
   - Évaluer l'efficacité et les réponses du patient aux stimulateurs.

2. Entretien :
   Objectif principal : Garantir le bon fonctionnement à long terme des dispositifs et la santé du patient.
   - Points clés pour l'infirmier :
   - Nettoyer régulièrement le site d'implantation selon les protocoles hospitaliers.
   - Recharger ou remplacer les batteries des dispositifs si nécessaire.
   - Assurer le remplacement régulier des médicaments dans les pompes.

Programmer ou reprogrammer les stimulateurs selon les besoins du patient.

Éduquer le patient et sa famille sur les soins à domicile.

3. Complications possibles :

Objectif principal : Détecter rapidement tout problème et intervenir pour le résoudre.

Points clés pour l'infirmier :

Infections : Le site d'implantation peut s'infecter. Il faut surveiller les signes tels que rougeur, chaleur, douleur, suintement ou fièvre.

Blocages ou fuites : Les DVE peuvent se boucher ou fuir, compromettant leur fonction.

Réactions indésirables : Les médicaments délivrés par les pompes peuvent provoquer des effets secondaires.

Défaillance du dispositif : Tous les dispositifs peuvent éventuellement tomber en panne ou se déprogrammer.

Réponses inattendues : Les stimulateurs, bien que bénéfiques, peuvent parfois causer des sensations étranges ou des mouvements involontaires.

La gestion de ces dispositifs nécessite une expertise particulière. Pour l'infirmier, cela signifie non seulement posséder des compétences techniques, mais aussi savoir interpréter les signes subtils de complications, anticiper les problèmes avant qu'ils ne surviennent et rassurer le patient tout au long de son parcours. La surveillance et l'entretien réguliers, associés à une intervention rapide en cas de complications, sont essentiels pour garantir le succès du traitement neurochirurgical et la sécurité du patient.

Éducation du patient et de la famille sur la gestion à domicile

Lorsqu'un patient neurochirurgical est sur le point d'être renvoyé à la maison, une transition en douceur et efficace est essentielle pour garantir la sécurité et le bien-être du patient. Pour y parvenir, éduquer le patient et sa famille sur la gestion des soins à domicile est une étape cruciale. L'objectif principal est de garantir que le patient reçoive les soins appropriés tout en permettant à la famille de se sentir compétente et soutenue.

1. Comprendre la condition :
Il est essentiel que le patient et sa famille comprennent la nature et la gravité de la condition, ainsi que les implications à long terme. Des brochures illustrées, des vidéos ou des sessions d'information peuvent être utiles.

2. Routine quotidienne :
Le patient et sa famille doivent être informés des activités de base, de la mobilité et des restrictions alimentaires. Cela inclut également des instructions sur la façon de se lever du lit, de prendre une douche, de faire des exercices légers et de gérer la douleur.

3. Soins des plaies et des dispositifs :
Des démonstrations pratiques sur la façon de nettoyer les incisions, de changer les pansements, de surveiller les signes d'infection et d'entretenir tout dispositif implanté (par exemple, pompes ou stimulateurs) sont primordiales.

4. Médication :
Les patients doivent savoir comment, quand et pourquoi prendre leurs médicaments. Ils doivent également être informés des effets secondaires possibles et des signes à surveiller.

5. Surveillance des symptômes :
Éduquer sur les signes et symptômes d'alerte précoce de complications, tels que des changements de niveau de

conscience, des maux de tête sévères, des nausées ou une faiblesse soudaine.

6. Services de soutien :

Fournir des informations sur les services disponibles tels que les groupes de soutien, la rééducation, les thérapies complémentaires et la télémédecine.

7. Stratégies d'adaptation :

Offrir des ressources sur la gestion du stress, le soutien émotionnel et les méthodes pour faire face à la nouvelle normalité, comme la méditation ou la thérapie.

8. Visites de suivi :

Il est essentiel d'insister sur l'importance des rendez-vous de suivi et de fournir un calendrier clair avec les dates et les coordonnées des spécialistes.

9. Disponibilité en cas d'urgence :

Le patient et sa famille doivent savoir qui contacter en cas d'urgence, surtout en dehors des heures normales de bureau.

10. Ressources et références :

Fournir une liste de lectures recommandées, de sites web de confiance et de contacts pertinents pour des informations supplémentaires.

L'éducation du patient et de la famille est un processus continu qui nécessite une communication ouverte, de la patience et de l'empathie. Un infirmier en neurochirurgie joue un rôle central en agissant comme un lien entre le monde médical complexe et les besoins quotidiens du patient, garantissant ainsi que le patient et sa famille se sentent équipés et confiants pour gérer les défis à venir.

Chapitre 21 :
LES PATHOLOGIES TUMORALES EN NEUROCHIRURGIE

Comprendre les différents types de tumeurs du système nerveux

Le système nerveux, composé du cerveau, de la moelle épinière et des nerfs, est un réseau complexe responsable d'une multitude de fonctions corporelles. Il est malheureusement susceptible d'être affecté par une variété de tumeurs. Ces tumeurs peuvent être bénignes (non cancéreuses) ou malignes (cancéreuses), et leur origine, leur comportement et leur traitement peuvent varier considérablement.

1. Tumeurs primaires vs métastatiques :
Les tumeurs primaires débutent dans le système nerveux lui-même, tandis que les tumeurs métastatiques proviennent d'autres parties du corps et se sont propagées au cerveau ou à la moelle épinière.

2. Tumeurs gliales (gliomes) :
   Astrocytomes : Ils se forment à partir des astrocytes, des cellules qui soutiennent les neurones. Les glioblastomes sont la forme la plus agressive d'astrocytome.
   Oligodendrogliomes : Ils proviennent des oligodendrocytes, des cellules qui entourent et isolent les neurones.
   Épendymomes : Ils se développent à partir des cellules épendymaires qui tapissent les ventricules du cerveau et le canal central de la moelle épinière.

3. Tumeurs des neurones :

Neuroblastomes : Ils sont courants chez les enfants et se développent souvent dans les glandes surrénales.

Gangliogliomes : Ce sont des tumeurs rares qui se forment souvent dans le lobe temporal du cerveau.

4. Tumeurs des méninges :

Méningiomes : Ils se développent à partir des membranes qui entourent le cerveau et la moelle épinière, appelées méninges. Bien que généralement bénins, ils peuvent exercer une pression sur le cerveau ou la moelle épinière.

5. Tumeurs de la glande pituitaire :
Elles se forment dans l'hypophyse, une petite glande à la base du cerveau. Bien que généralement bénignes, elles peuvent affecter la production d'hormones.

6. Tumeurs des nerfs :

Neurofibromes : Ils proviennent des cellules qui entourent les nerfs périphériques. Ils sont souvent associés à une maladie génétique appelée neurofibromatose.

Schwannomes : Ils sont similaires aux neurofibromes mais proviennent spécifiquement des cellules de Schwann.

7. Tumeurs pinéales :
Elles se forment dans la glande pinéale, une petite glande dans le cerveau responsable de la production de mélatonine.

8. Tumeurs métastatiques :
Elles commencent dans d'autres parties du corps, comme le poumon, le sein, la peau, ou ailleurs, puis se propagent au cerveau.

La compréhension des tumeurs du système nerveux est essentielle pour le diagnostic, la prise en charge et le traitement de ces affections. Bien que cette liste ne soit pas exhaustive, elle offre une vue d'ensemble des tumeurs courantes affectant le système nerveux. La détection précoce, une prise en charge adaptée et une communication efficace entre les professionnels de santé et les patients sont cruciales pour optimiser les résultats et la qualité de vie des personnes touchées.

Gestion spécifique postopératoire des patients neuro-oncologiques

La prise en charge postopératoire des patients ayant subi une chirurgie pour une tumeur du système nerveux représente un défi unique, compte tenu de la délicatesse et de la complexité de cette zone anatomique. Les patients neuro-oncologiques nécessitent une attention particulière pour assurer non seulement leur rétablissement physique, mais aussi leur bien-être émotionnel.

1. Surveillance Neurologique :
Après une chirurgie neuro-oncologique, une surveillance neurologique étroite est primordiale. Cela inclut la vérification régulière de l'état de conscience, de la force musculaire, de la sensibilité, des réflexes et des signes de pression intracrânienne élevée.

2. Gestion de la douleur :
La douleur postopératoire peut être un problème majeur. Elle doit être évaluée fréquemment et traitée de manière adéquate avec des analgésiques, tout en surveillant les effets secondaires.

3. Prévention des complications :

Oedème cérébral : Il peut être réduit avec des médicaments comme les corticostéroïdes.

Hématomes : La surveillance des saignements est essentielle pour détecter précocement les hématomes intracrâniens.

Infections : Les signes d'infection, comme la fièvre ou la rougeur autour de la plaie chirurgicale, doivent être rapidement identifiés et traités.

4. Rééducation et réhabilitation :
Selon la localisation et la taille de la tumeur, le patient peut avoir besoin de thérapies de rééducation, comme la physiothérapie, l'ergothérapie ou la logopédie.

5. Soutien émotionnel :
Le diagnostic d'une tumeur cérébrale peut être bouleversant pour le patient et sa famille. Il est donc essentiel de fournir un soutien psychologique, d'informer le patient de manière transparente et de l'orienter vers des groupes de soutien ou des psychologues si nécessaire.

6. Suivi à long terme :
Les patients neuro-oncologiques nécessitent un suivi régulier pour surveiller les signes de récidive tumorale, évaluer les éventuels effets secondaires à long terme du traitement et adapter la prise en charge.

7. Préparation à la sortie :
Avant de quitter l'hôpital, le patient et sa famille doivent être bien informés sur les soins à domicile, les médicaments à prendre, les signes d'alerte à surveiller et les rendez-vous de suivi.

8. Communication avec une équipe multidisciplinaire :
La collaboration entre neurochirurgiens, oncologues, radiologues, infirmiers, physiothérapeutes et autres

professionnels est essentielle pour une prise en charge globale du patient.

La gestion postopératoire des patients neuro-oncologiques est une tâche multidimensionnelle qui nécessite une approche holistique. L'accent doit être mis sur la surveillance médicale, la réhabilitation, le soutien émotionnel et la préparation à la vie après l'hospitalisation. Une communication transparente et une coordination étroite entre les différents professionnels de santé sont primordiales pour assurer le meilleur résultat possible pour le patient.

Rôle de l'infirmier dans la prise en charge globale du patient neuro-oncologique

L'infirmier joue un rôle prépondérant dans la prise en charge du patient neuro-oncologique, en étant souvent le maillon le plus proche du patient et de sa famille. Sa position stratégique entre l'équipe médicale et le patient lui permet d'assurer une prise en charge holistique, allant du soin médical à l'accompagnement émotionnel.

1. Évaluation initiale et continue :
Dès l'admission, l'infirmier évalue l'état de santé du patient, ses antécédents, ses symptômes et ses besoins spécifiques. Cette évaluation est mise à jour régulièrement pour adapter les soins.

2. Administration et surveillance des traitements :
Que ce soit la chirurgie, la chimiothérapie, la radiothérapie ou toute autre forme de traitement, l'infirmier veille à leur bonne administration et surveille les effets secondaires ou les complications potentielles.

3. Éducation et conseils :

L'infirmier informe le patient et sa famille sur la maladie, les traitements, les effets secondaires possibles, ainsi que sur les mesures préventives et d'auto-soins à adopter.

4. Gestion de la douleur :

L'infirmier évalue régulièrement la douleur du patient, administre les analgésiques appropriés et propose des méthodes non pharmacologiques pour la soulager.

5. Soutien psychologique :

Face au choc du diagnostic et aux défis du traitement, l'infirmier apporte un soutien émotionnel au patient et à sa famille, les orientant également vers des spécialistes si besoin.

6. Collaboration avec l'équipe multidisciplinaire :

L'infirmier travaille en étroite collaboration avec les neurochirurgiens, oncologues, radiologues, physiothérapeutes et autres professionnels de santé pour assurer une prise en charge cohérente et complète.

7. Préparation à la sortie :

L'infirmier veille à ce que le patient et sa famille soient prêts à gérer la suite des soins à domicile, en fournissant des informations, des conseils et des ressources.

8. Suivi à long terme :

Même après la sortie, l'infirmier peut jouer un rôle dans le suivi du patient, en veillant à la continuité des soins, en répondant aux questions et en facilitant les rendez-vous de suivi.

9. Recherche et formation continue :

L'infirmier se tient au courant des dernières avancées en matière de neuro-oncologie pour offrir les meilleurs soins possibles.

10. Prévention et promotion de la santé :
L'infirmier peut également jouer un rôle dans la sensibilisation à la prévention des tumeurs cérébrales, notamment en matière de facteurs de risque et de signes précoces.

La prise en charge globale du patient neuro-oncologique est une mission complexe et multidimensionnelle. L'infirmier, par sa proximité avec le patient, son expertise et sa capacité à travailler en équipe, est un acteur clé pour garantir la qualité et la sécurité des soins, tout en assurant le bien-être et le soutien émotionnel du patient et de sa famille.

Chapitre 22 :
L'IMPORTANCE DE LA NUTRITION EN NEUROCHIRURGIE

Nutrition préopératoire et postopératoire

La nutrition joue un rôle primordial dans le rétablissement du patient neurochirurgical. Une nutrition adéquate peut accélérer la guérison, améliorer les défenses immunitaires et contribuer à une meilleure convalescence. Elle requiert une attention particulière, tant avant qu'après l'intervention. Nutrition préopératoire :

1. Préparation métabolique :
Avant l'intervention, il est crucial de s'assurer que le patient est dans un état nutritionnel optimal pour mieux faire face à l'opération et à ses conséquences métaboliques. Cela peut nécessiter des compléments alimentaires riches en protéines ou d'autres nutriments.
2. Hydratation :
Maintenir une hydratation adéquate est essentiel pour éviter les complications liées à la déshydratation, qui pourrait influencer la dynamique du liquide cérébrospinal.
3. Restriction alimentaire préopératoire :
La plupart des patients sont mis à jeun avant une chirurgie pour prévenir les risques d'aspiration pendant l'anesthésie.
4. Glucose et équilibre électrolytique :
Veiller à ce que les niveaux de glucose et les électrolytes soient dans une plage normale pour éviter toute complication intraopératoire.

Nutrition postopératoire :
1. Réintroduction alimentaire progressive :
Selon le type de chirurgie et la condition du patient, l'alimentation est souvent progressivement réintroduite,

commençant par des liquides clairs, puis des aliments mous, et enfin une alimentation normale.

2. Soutien nutritionnel :

Les patients qui ne peuvent pas s'alimenter par voie orale pourraient avoir besoin d'une alimentation entérale (via une sonde) ou parentérale (intraveineuse).

3. Gestion des symptômes :

La nausée, le vomissement, la constipation et d'autres troubles gastro-intestinaux sont courants après la chirurgie. Une gestion appropriée peut impliquer des modifications alimentaires, des médicaments ou d'autres interventions.

4. Besoins nutritionnels spécifiques :

Après une chirurgie, les besoins en protéines sont souvent augmentés pour soutenir la réparation des tissus. De plus, des besoins accrus en vitamines et minéraux, comme la vitamine C et le zinc, peuvent être nécessaires pour la cicatrisation.

5. Hydratation :

L'hydratation continue d'être cruciale après la chirurgie pour soutenir la fonction rénale, la cicatrisation et l'équilibre global des fluides.

6. Surveillance nutritionnelle :

L'évaluation régulière de l'état nutritionnel du patient est essentielle pour identifier et traiter rapidement toute carence ou complication.

La prise en charge nutritionnelle avant et après une intervention neurochirurgicale est essentielle pour optimiser les résultats chirurgicaux et accélérer la récupération. Elle exige une collaboration étroite entre les infirmiers, les médecins, les diététiciens et d'autres professionnels de santé pour répondre aux besoins spécifiques de chaque patient.

Défis nutritionnels spécifiques aux patients neurochirurgicaux

La prise en charge nutritionnelle des patients neurochirurgicaux est parsemée de défis uniques, reflétant la complexité du système nerveux et de ses interactions avec le reste du corps. Ces défis sont à la croisée des impacts de la maladie, de la chirurgie elle-même et des spécificités de la nutrition neurologique.

1. Dysphagie :
Nombre de patients neurochirurgicaux, en particulier ceux qui ont subi une intervention au niveau du tronc cérébral ou de certaines régions du cerveau, peuvent présenter une difficulté à avaler. Cela rend l'ingestion d'aliments solides dangereuse, car elle risque de provoquer une fausse route.

2. Altération de la conscience :
Un niveau de conscience réduit ou des fluctuations cognitives peuvent compliquer la capacité du patient à s'alimenter de manière autonome. Il peut ne pas reconnaître la nourriture ou refuser de manger.

3. Modifications métaboliques :
Suite à une lésion cérébrale ou à une chirurgie, le métabolisme peut être altéré, augmentant les besoins caloriques et protéiniques du patient.

4. Restrictions hydriques :
Certains patients peuvent nécessiter des restrictions hydriques pour gérer l'œdème cérébral ou d'autres complications, ce qui rend la gestion de la nutrition et de l'hydratation délicate.

5. Risque accru de malnutrition :
La combinaison de l'anorexie, des nausées, des vomissements et d'autres symptômes gastro-intestinaux peut rapidement conduire à une malnutrition, surtout si ces symptômes ne sont pas correctement gérés.

6. Interactions médicamenteuses :
Les patients neurochirurgicaux sont souvent sous divers médicaments qui peuvent affecter l'appétit, l'absorption des nutriments ou provoquer des troubles gastro-intestinaux.

7. Perturbations électrolytiques :
Les déséquilibres électrolytiques, comme l'hyponatrémie, peuvent survenir après certaines interventions neurochirurgicales, nécessitant une surveillance et une gestion strictes de l'apport en sodium.

8. Limitations motrices :
Des déficits moteurs ou des faiblesses peuvent rendre difficile pour le patient de se nourrir lui-même ou d'utiliser des ustensiles.

9. Problèmes gastro-intestinaux :
La constipation est courante, en particulier chez les patients immobiles ou sous certains médicaments. Elle doit être activement gérée pour assurer le confort du patient et éviter les complications.

10. Besoins nutritionnels spéciaux :
Certains états, comme l'épilepsie, peuvent nécessiter des régimes spécifiques, comme le régime cétogène.

Les défis nutritionnels auxquels sont confrontés les patients neurochirurgicaux nécessitent une approche multidisciplinaire. L'infirmier joue un rôle essentiel en évaluant l'état nutritionnel, en surveillant l'apport et la tolérance alimentaire, et en collaborant avec d'autres professionnels de santé, tels que les diététiciens et les gastroentérologues, pour garantir une prise en charge nutritionnelle optimale.

Collaboration avec les nutritionnistes et diététiciens

Dans le paysage complexe de la neurochirurgie, la collaboration entre les infirmiers et les professionnels de la nutrition est vitale. Les patients neurochirurgicaux présentent souvent des besoins nutritionnels spécifiques et complexes, et la réalisation d'une prise en charge nutritionnelle optimale nécessite une synergie des compétences.

1. Évaluation initiale :
À l'admission, l'infirmier effectue généralement une première évaluation du patient, y compris de son état nutritionnel. Cette évaluation peut comprendre des indicateurs tels que le poids, l'appétit, la présence de dysphagie ou de troubles gastro-intestinaux. Si des préoccupations nutritionnelles sont identifiées, le patient est généralement orienté vers un nutritionniste ou un diététicien pour une évaluation plus approfondie.

2. Plans nutritionnels individualisés :
En se basant sur l'évaluation initiale et les besoins spécifiques du patient, le diététicien élabore un plan nutritionnel. L'infirmier, en étroite collaboration avec le diététicien, joue un rôle essentiel dans la mise en œuvre de ce plan, s'assurant que le patient reçoit les repas appropriés et surveillant sa tolérance à ces repas.

3. Éducation et conseil :
Les diététiciens fournissent souvent des conseils et des éducations spécifiques sur la nutrition, tandis que les infirmiers renforcent ces informations lors des interactions quotidiennes avec le patient. Les deux professionnels travaillent de concert pour aider le patient à comprendre l'importance de la nutrition dans sa récupération et pour encourager l'adhésion à un régime alimentaire approprié.

4. Gestion des sondes alimentaires :
Pour les patients qui ne peuvent pas s'alimenter par voie orale, la nutrition entérale (via une sonde) peut être nécessaire. L'infirmier est généralement responsable de l'administration de cette nutrition, tandis que le diététicien calcule les besoins spécifiques et formule le régime entéral.

5. Surveillance continue :
Les besoins nutritionnels peuvent évoluer au cours de la convalescence du patient. L'infirmier, en collaboration avec le diététicien, surveille régulièrement l'état nutritionnel du patient, ajustant le plan de soins en fonction des besoins changeants.

6. Communication interprofessionnelle :
La réussite de la prise en charge nutritionnelle repose en grande partie sur une communication fluide et régulière entre l'infirmier et le diététicien. Les réunions d'équipe multidisciplinaires, les notes médicales partagées et les discussions informelles sont autant d'outils qui permettent de garantir une collaboration efficace.

La collaboration entre les infirmiers et les professionnels de la nutrition est essentielle pour garantir la meilleure prise en charge possible des patients neurochirurgicaux. Chaque professionnel apporte une expertise unique, et en travaillant ensemble, ils peuvent s'assurer que les patients bénéficient d'une nutrition optimale, favorisant ainsi une récupération plus rapide et de meilleurs résultats à long terme.

Chapitre 23 :
LE PARCOURS DU PATIENT :
DU DIAGNOSTIC À LA RÉADAPTATION

Études de cas détaillées pour illustrer le parcours complet d'un patient

Étude de cas n°1 : Mme Dupont, 56 ans - Tumeur cérébrale

Présentation initiale :

Mme Dupont se présente à l'hôpital avec des maux de tête persistants, des vertiges et des troubles de la vision depuis plusieurs mois. Une IRM cérébrale révèle une tumeur au lobe frontal droit.

Évaluation préopératoire et bilan complet :

Des tests neurologiques complets sont effectués, y compris des tests de fonction cognitive, de vision et de motricité. Le bilan sanguin est normal. L'équipe de neurochirurgie discute du cas avec Mme Dupont et de l'option chirurgicale.

Préparation psychologique :

Un psychologue rencontre Mme Dupont pour discuter de ses craintes concernant la chirurgie et offre un soutien émotionnel.

Phase préopératoire :

L'infirmière prépare Mme Dupont pour la chirurgie, explique la procédure, vérifie les médicaments actuels et discute des soins postopératoires.

Intervention :

Mme Dupont subit une craniotomie pour l'ablation de la

tumeur. L'opération se passe bien, et la tumeur est complètement retirée.

Soins postopératoires :
L'infirmière surveille les signes vitaux de Mme Dupont, la douleur, les signes neurologiques et s'assure que la patiente est consciente et orientée.

Gestion de la douleur :
Mme Dupont reçoit des analgésiques et son niveau de douleur est régulièrement évalué.

Réhabilitation :
Une fois stable, Mme Dupont est transférée dans une unité de réhabilitation où elle travaille avec des physiothérapeutes, des ergothérapeutes et d'autres professionnels pour retrouver sa force et ses capacités cognitives.

Suivi :
Mme Dupont revient pour des examens postopératoires réguliers, des IRM de suivi et des consultations avec son neurochirurgien et son oncologue.

Conclusion :
Quelques mois après l'opération, Mme Dupont se sent bien, a repris ses activités quotidiennes et ne montre aucun signe de récidive tumorale.

Étude de cas n°2 : M. Bernard, 32 ans - Hernie discale
Présentation initiale :
M. Bernard se plaint de douleurs dorsales sévères irradiant vers sa jambe droite. Une IRM de la colonne vertébrale révèle une hernie discale L4-L5.

Évaluation préopératoire et bilan complet :
L'examen physique confirme une faiblesse du pied droit.

Les antécédents médicaux, y compris les médicaments, sont évalués.

Préparation psychologique :
M. Bernard exprime des inquiétudes quant à l'intervention et reçoit un soutien psychologique.

Phase préopératoire :
L'infirmière prépare M. Bernard pour l'intervention, expliquant la chirurgie de discectomie qui sera réalisée.
Intervention :
M. Bernard subit une discectomie microscopique, où le fragment de disque hernié est retiré.

Soins postopératoires :
L'infirmière surveille les signes vitaux, la douleur et les fonctions neurologiques.

Gestion de la douleur :
M. Bernard reçoit des médicaments pour gérer la douleur postopératoire.

Éducation du patient :
Avant le congé, M. Bernard reçoit des instructions sur les activités à éviter, comment bouger correctement et les signes à surveiller.

Suivi :
M. Bernard revient pour des consultations postopératoires, et son suivi montre une amélioration significative de la douleur et de la fonction neurologique.

Conclusion :
Après quelques semaines de réhabilitation, M. Bernard reprend le travail et les activités quotidiennes sans douleur résiduelle.

Implication multidisciplinaire : infirmier, chirurgien, physiothérapeute, etc.

Lorsqu'il s'agit de traiter des patients nécessitant une intervention neurochirurgicale, une approche multidisciplinaire est essentielle pour garantir des soins holistiques et complets. Les patients neurochirurgicaux ne sont pas uniquement confrontés à des enjeux chirurgicaux, mais à une série de besoins complexes avant, pendant et après la chirurgie qui requièrent l'intervention de divers professionnels.

- **Le chirurgien :** C'est évidemment le pilier de toute intervention neurochirurgicale. Il évalue la nécessité de la chirurgie, la planifie, la réalise, puis gère les suites opératoires. Il est responsable de la stratégie thérapeutique globale.
- **L'infirmier :** Les infirmiers jouent un rôle clé tout au long du parcours du patient. Ils fournissent des soins préopératoires, assistent pendant la chirurgie, et sont essentiels dans la phase postopératoire pour surveiller le patient, administrer des médicaments, éduquer le patient et sa famille, et coordonner avec d'autres professionnels.
- **Le physiothérapeute :** Une fois la chirurgie terminée, de nombreux patients nécessitent une réhabilitation pour retrouver leurs fonctions motrices ou gérer la douleur. Les physiothérapeutes aident à la mobilisation précoce, à la restauration de la fonction et à l'enseignement des techniques de mouvement appropriées.
- **Le psychologue/psychiatre :** La chirurgie, en particulier la neurochirurgie, peut être stressante pour le patient. Certains peuvent avoir des difficultés à accepter leur diagnostic ou à gérer le stress post-

opératoire. Le soutien psychologique est crucial pour ces patients.

- **Le nutritionniste :** Une bonne nutrition est essentielle pour la récupération. Un nutritionniste peut évaluer les besoins alimentaires spécifiques d'un patient, suggérer des modifications alimentaires et aider à la mise en place d'un régime pour une guérison optimale.
- **L'ergothérapeute :** Alors que le physiothérapeute se concentre sur la fonction motrice, l'ergothérapeute aide les patients à retrouver leur indépendance dans les activités quotidiennes, en adaptant leur environnement ou en enseignant de nouvelles compétences.
- **Le travailleur social :** Ils peuvent aider à coordonner les soins à domicile, fournir un soutien émotionnel et aider à résoudre les problèmes sociaux ou financiers qui peuvent survenir.
- **Les autres spécialistes :** Selon le cas, d'autres spécialistes tels que les neurologues, radiologues, anesthésistes, oncologues, etc. peuvent être impliqués dans la prise en charge.

La collaboration entre tous ces professionnels assure une prise en charge globale, depuis l'évaluation initiale jusqu'à la réhabilitation à long terme. Cette approche intégrée garantit que le patient reçoit non seulement des soins médicaux de qualité, mais aussi un soutien émotionnel, social et physique tout au long de son parcours de soins. C'est cette combinaison qui mène finalement à des résultats optimaux pour le patient.

Planification de la sortie et soins de suivi

La planification de la sortie est une étape essentielle dans le parcours de soins d'un patient neurochirurgical. Elle commence bien avant la date effective de sortie et implique une coordination méticuleuse entre divers membres de l'équipe médicale, le patient et sa famille. Le but est de garantir une transition en douceur de l'hôpital au domicile ou à une autre structure de soins, en veillant à ce que le patient dispose de tous les outils et du soutien nécessaires pour une récupération optimale.

- **Évaluation initiale :** Avant même la chirurgie, l'équipe médicale évalue les besoins potentiels du patient après la sortie. Cela peut inclure des besoins spécifiques en matière de réhabilitation, de médication, d'équipement ou de soutien à domicile.
- **Discussion avec le patient et la famille :** Il est essentiel d'impliquer activement le patient et sa famille dans la planification. Ils doivent comprendre la nature des soins postopératoires, les défis potentiels et leurs responsabilités.
- **Coordination avec les professionnels de santé :** La sortie de l'hôpital ne signifie pas la fin des soins. Les infirmiers à domicile, les physiothérapeutes, les ergothérapeutes, et d'autres peuvent être nécessaires pour assurer la continuité des soins. Des rendez-vous de suivi avec le chirurgien et d'autres spécialistes sont également planifiés.
- **Préparation du domicile :** Selon la nature de la chirurgie et de la condition du patient, des adaptations à domicile peuvent être nécessaires. Cela peut inclure l'installation d'équipements spécifiques, comme des barres d'appui, des rampes ou des lits médicalisés.
- **Éducation et formation :** Avant la sortie, le patient et sa famille doivent être formés sur les soins à domicile, la gestion des médicaments, la reconnaissance des signes de complications et la manière d'agir en cas d'urgence.

- **Plan de médication :** Un plan détaillé des médicaments, y compris le dosage, la fréquence, les effets secondaires potentiels et les interactions, est établi et partagé avec le patient.
- **Documentation :** Tous les détails pertinents concernant le séjour hospitalier du patient, son intervention, ses soins postopératoires et ses recommandations pour le suivi sont consignés dans un document remis au patient.
- **Soins de suivi :** Les soins ne s'arrêtent pas à la sortie. Les rendez-vous de suivi permettent de surveiller la progression du patient, d'identifier et de gérer les complications éventuelles et d'ajuster les plans de soins selon les besoins.
- **Soutien émotionnel et psychologique :** La période postopératoire peut être émotionnellement éprouvante. Des services de soutien psychologique, ainsi que des groupes de soutien, peuvent être bénéfiques.
- **Évaluation de la sortie :** Quelques semaines après la sortie, il est utile de procéder à une évaluation pour déterminer si les besoins du patient sont satisfaits et s'il existe des domaines d'amélioration pour les futures planifications.

La clé d'une sortie réussie et d'une bonne récupération réside dans une planification soignée, une communication transparente et une collaboration étroite entre tous les intervenants.

Chapitre 24 :
LES INNOVATIONS FUTURES
EN NEUROCHIRURGIE

Regard sur les évolutions potentielles de la neurochirurgie : techniques, outils, approches

La neurochirurgie, spécialité médicale dédiée aux interventions chirurgicales du système nerveux, n'a cessé d'évoluer au fil des décennies. Tandis que le XXe siècle a vu la naissance et la consolidation de techniques chirurgicales de base, le XXIe siècle est témoin d'une explosion de technologies innovantes et d'approches multidisciplinaires. Jetons un œil sur les tendances actuelles et futures qui pourraient remodeler cette spécialité.

- **Robotique en neurochirurgie :** L'utilisation de robots en salle d'opération n'est plus de la science-fiction. Ces machines, pilotées par des chirurgiens, peuvent réaliser des interventions avec une précision incroyable, réduisant potentiellement les risques et améliorant les résultats pour les patients.
- **Intelligence artificielle (IA) :** Avec l'avènement de l'IA, la neurochirurgie pourrait bénéficier d'outils d'aide au diagnostic, de planification chirurgicale, et même de systèmes d'alerte précoce pour les complications postopératoires.
- **Chirurgie guidée par l'image :** La fusion d'images issues de différentes modalités (IRM, scanner, ultrasons) pendant l'intervention permet au chirurgien de "voir" au-delà des structures anatomiques apparentes, offrant une précision accrue.

- **Thérapies géniques et cellulaires :** Plutôt que de se concentrer uniquement sur la chirurgie mécanique, la neurochirurgie pourrait intégrer des thérapies géniques ou cellulaires pour traiter des maladies comme la maladie de Parkinson, les tumeurs cérébrales, ou d'autres affections neurologiques.
- **Techniques moins invasives :** La neuroendoscopie, la chirurgie par stéréotaxie et les techniques endovasculaires continueront de se développer, offrant des interventions avec de plus petites incisions, moins de saignements, et des temps de récupération plus courts.
- **Bio-impression 3D :** L'impression 3D de structures biologiques pourrait un jour permettre de "reconstruire" des zones du cerveau ou de la moelle épinière endommagées.
- **Neurochirurgie fonctionnelle :** Avec des techniques comme la stimulation cérébrale profonde, il est possible de traiter des troubles neurologiques sans retirer ou altérer physiquement les tissus cérébraux.
- **Télémédecine :** Dans un monde de plus en plus connecté, la télémédecine jouera un rôle crucial, non seulement pour le suivi postopératoire, mais aussi pour la collaboration entre spécialistes à travers le monde.
- **Formation et simulation :** Les programmes de formation des neurochirurgiens pourraient s'appuyer davantage sur la réalité virtuelle et les simulateurs pour entraîner les futurs chirurgiens sans risque pour les patients.
- **Approche multidisciplinaire :** La collaboration entre neurochirurgiens, neurologues, radiologues, et d'autres spécialistes sera essentielle pour aborder de manière holistique les défis complexes du système nerveux.

Le futur de la neurochirurgie s'annonce brillant, avec une multitude de nouvelles techniques et d'outils qui promettent d'améliorer les résultats pour les patients tout en réduisant les risques associés aux interventions. Ces avancées reflètent la nature dynamique et innovante de la médecine moderne.

L'influence de l'intelligence artificielle et la robotique

Au fil des années, l'intelligence artificielle (IA) et la robotique se sont intégrées de manière exponentielle dans le domaine médical, apportant des révolutions majeures, en particulier dans la spécialité de la neurochirurgie. Voici comment ces deux technologies transformatrices ont influencé et continuent d'influencer ce champ d'expertise.

1. Précision chirurgicale accrue :
Les robots, commandés par des chirurgiens, peuvent réaliser des interventions avec une précision micrométrique. En neurochirurgie, où chaque millimètre compte, cela se traduit par une réduction des dommages aux tissus sains environnants et des améliorations significatives des résultats pour les patients.
2. Planification préopératoire avec l'IA :
Les systèmes basés sur l'IA peuvent analyser rapidement des ensembles de données d'imagerie médicale pour identifier des régions d'intérêt, planifier des trajectoires optimales et même prédire les résultats potentiels en fonction de différentes stratégies chirurgicales.
3. Simulations et formations :
La réalité virtuelle couplée à l'IA offre des environnements de simulation pour les chirurgiens en formation. Ces simulateurs peuvent reproduire des scénarios complexes, permettant aux chirurgiens de s'entraîner sans risque pour les patients réels.

4. Assistance en temps réel :

Durant les procédures, l'IA peut fournir des informations en temps réel, aider à la navigation et offrir des analyses prédictives, par exemple, pour anticiper les saignements ou autres complications.

5. Améliorations postopératoires :

Les systèmes d'IA peuvent surveiller les signes vitaux et d'autres données du patient pour identifier rapidement les signes de complications, accélérant ainsi l'intervention médicale en cas de problème.

6. Télémédecine :

Avec l'avènement des plateformes numériques, les chirurgiens peuvent consulter des collègues du monde entier, solliciter des secondes opinions ou même guider des procédures à distance, le tout facilité par des systèmes d'IA.

7. Personnalisation des soins :

L'IA peut aider à analyser des ensembles de données vastes et complexes pour fournir des informations personnalisées sur chaque patient, permettant ainsi des soins plus ciblés et efficaces.

8. Automatisation des tâches routinières :

De nombreuses tâches, comme la prise d'images ou la surveillance des signes vitaux, peuvent être automatisées grâce à la robotique, permettant au personnel médical de se concentrer sur des aspects plus cruciaux des soins.

9. Robotique flexible :

Les dernières avancées en matière de robotique incluent des instruments flexibles qui peuvent s'adapter à l'anatomie complexe du cerveau, offrant un accès à des zones auparavant difficiles à atteindre.

10. Recherche et développement :

L'IA peut analyser rapidement d'énormes bases de données pour aider à la recherche, que ce soit pour identifier des tendances, des corrélations ou même pour aider à la conception de nouvelles techniques chirurgicales.

L'influence combinée de l'intelligence artificielle et de la robotique en neurochirurgie a non seulement amélioré les standards de soins mais a également ouvert la porte à de nouvelles possibilités encore inimaginables il y a quelques décennies. Ces avancées, tout en posant de nouveaux défis éthiques et techniques, promettent un avenir lumineux pour la spécialité et, surtout, pour les patients qu'elle sert.

Préparation et adaptation de l'infirmier face à ces évolutions

Face aux progrès rapides de la neurochirurgie, spécifiquement avec l'introduction de l'intelligence artificielle et de la robotique, l'infirmier, en tant que maillon essentiel de la chaîne des soins, doit s'adapter et se préparer pour rester pertinent et efficace. Voici comment il peut le faire :

1. Formation continue :
Il est crucial pour les infirmiers de suivre régulièrement des formations pour rester à jour avec les dernières techniques et technologies. Cela peut comprendre des cours, des ateliers ou des séminaires sur la robotique, l'IA ou d'autres innovations pertinentes.

2. Simulations et entraînements pratiques :
Tout comme les chirurgiens, les infirmiers peuvent bénéficier de simulations pour se familiariser avec les nouvelles technologies sans risque pour les patients. Cela leur permet de pratiquer leurs compétences dans un environnement contrôlé.

3. Collaboration multidisciplinaire :
Les infirmiers doivent travailler en étroite collaboration avec les chirurgiens, les techniciens et d'autres professionnels

pour comprendre et s'adapter aux changements. La communication régulière et le travail d'équipe sont essentiels.

4. Mise à jour des protocoles :
Avec l'introduction de nouvelles technologies, les protocoles de soins peuvent nécessiter des révisions. Les infirmiers doivent être proactifs dans la révision et l'adaptation de ces protocoles pour garantir la sécurité et l'efficacité des soins.

5. Flexibilité et ouverture d'esprit :
Le paysage médical évolue rapidement. L'ouverture d'esprit et la volonté d'embrasser le changement, même s'il peut être intimidant au début, sont cruciales pour l'adaptation.

6. Éthique et sensibilité :
L'introduction de nouvelles technologies pose souvent de nouvelles questions éthiques. Les infirmiers doivent être formés pour reconnaître et naviguer dans ces dilemmes tout en plaçant toujours le bien-être du patient au premier plan.

7. Compétences en informatique :
Avec l'essor de la technologie, avoir une compréhension de base des systèmes informatiques et des logiciels médicaux est devenu presque aussi important que la maîtrise des compétences cliniques traditionnelles.

8. Participation à la recherche :
Les infirmiers peuvent jouer un rôle actif dans la recherche clinique, contribuant à évaluer l'efficacité et la sécurité des nouvelles technologies tout en partageant leurs perspectives uniques.

9. Autonomisation du patient :
Avec l'accès accru à l'information, les patients sont plus informés que jamais. Les infirmiers peuvent jouer un rôle crucial en éduquant davantage les patients sur les nouvelles technologies, dissipant les mythes et les inquiétudes.

10. Prévention de l'épuisement :
L'adaptation constante à de nouvelles technologies peut être stressante. Il est donc essentiel que les infirmiers reconnaissent les signes d'épuisement professionnel et adoptent des stratégies de prévention.

Dans ce monde de progrès technologique rapide, l'infirmier reste un pilier de l'humanité, de l'éthique et des soins centrés sur le patient. En embrassant les changements tout en préservant ces valeurs fondamentales, l'infirmier continuera d'offrir des soins exceptionnels malgré l'évolution du paysage médical.

Chapitre 25 :
CONTINUITÉ DES SOINS ET RÉINTÉGRATION À DOMICILE

Planification de la sortie et coordination avec les soins à domicile

La planification de la sortie d'un patient neurochirurgical et la coordination avec les soins à domicile sont des étapes essentielles pour garantir une transition fluide de l'hôpital au domicile et pour assurer la continuité des soins. Cette transition est critique pour éviter les réhospitalisations inutiles, gérer efficacement les symptômes et améliorer la qualité de vie du patient. Voici comment ce processus peut être orchestré avec succès :

1. Évaluation globale du patient :
Avant la sortie, une évaluation complète est réalisée pour déterminer le niveau de soins requis, les besoins en matière d'équipement, les médicaments nécessaires et d'autres considérations liées à la santé du patient.

2. Éducation du patient et de la famille :
Des informations claires sur la prise en charge postopératoire, les médicaments, les signes d'alerte et les procédures de suivi sont partagées avec le patient et sa famille. Cela leur donne les outils nécessaires pour gérer la situation à domicile.

3. Coordination avec les soins à domicile :
Selon les besoins du patient, une équipe de soins à domicile peut être mise en place, incluant des infirmiers, des physiothérapeutes, des ergothérapeutes, etc. Leur

intégration est planifiée avant la sortie pour garantir une transition sans heurt.

4. Prescription médicale et suivi :
Un plan clair pour les médicaments est établi, avec une coordination pour s'assurer que les prescriptions sont remplies et accessibles. Des rendez-vous de suivi sont également planifiés avec le neurochirurgien ou d'autres spécialistes.

5. Équipements et modifications à domicile :
Selon les besoins du patient, des équipements spécifiques (comme des lits médicalisés, des chaises roulantes, etc.) peuvent être nécessaires. Il peut également être recommandé d'apporter des modifications à domicile pour faciliter la mobilité et la sécurité.

6. Soutien émotionnel et psychologique :
Reconnaître que la sortie, bien qu'étant une étape positive, peut aussi être source d'anxiété pour le patient et sa famille. Des ressources psychologiques ou des groupes de soutien peuvent être suggérés.

7. Lignes de communication ouvertes :
Il est essentiel d'établir des voies de communication claires entre le patient, la famille, les prestataires de soins à domicile et l'équipe médicale. Cela permet de répondre rapidement aux préoccupations ou aux problèmes qui peuvent survenir.

8. Réévaluations régulières :
Des visites de suivi à domicile ou des téléconsultations peuvent être programmées pour évaluer les progrès du patient et ajuster les soins si nécessaire.

9. Implication des aidants :
Les aidants jouent un rôle crucial dans les soins à domicile. Ils doivent être intégrés dans le processus de planification,

recevoir une formation appropriée et bénéficier d'un soutien constant.

10. Documentation complète :
Tous les détails concernant les soins du patient, les interventions et les recommandations doivent être documentés de manière exhaustive pour assurer la continuité des soins.

La planification de la sortie et la coordination avec les soins à domicile nécessitent une approche holistique, centrée sur le patient, où chaque détail est pris en compte pour garantir le bien-être et la sécurité du patient.

Assurer une transition en douceur pour le patient

La transition de l'hôpital au domicile est une étape majeure dans le parcours de soins d'un patient, en particulier après une intervention neurochirurgicale. Cette période peut être marquée par une certaine incertitude, de l'anxiété, mais aussi par l'espoir d'une guérison et d'une vie améliorée. Une transition en douceur est donc essentielle pour le bien-être du patient et pour minimiser les risques postopératoires. Voici comment cela peut être réalisé :

1. Éducation continue :
Avant la sortie, il est essentiel de fournir au patient et à sa famille des informations détaillées sur les soins postopératoires, la prise de médicaments, les activités à éviter, et les signes et symptômes nécessitant une attention médicale immédiate. Une compréhension claire de ce à quoi s'attendre permet de réduire l'anxiété et d'améliorer la conformité.

2. Planification anticipée :
La préparation pour la sortie devrait commencer bien avant le jour effectif. Cela comprend la coordination avec les équipes de soins à domicile, l'obtention de prescriptions et d'équipements médicaux, et la mise en place d'un plan de suivi médical.

3. Suivi rapproché :
Les premiers jours suivant la sortie sont cruciaux. Organiser des visites à domicile, des appels de suivi ou des téléconsultations permet de s'assurer que tout se passe bien, de répondre aux questions du patient et de prendre en charge rapidement d'éventuelles complications.

4. Lignes de communication claires :
Le patient et sa famille doivent savoir à qui s'adresser en cas de problème. Fournir des numéros de contact d'urgence, ainsi qu'une liste des signes et symptômes qui nécessitent une intervention médicale, est essentiel.

5. Soutien psychologique :
La transition peut être émotionnellement éprouvante. Offrir un soutien psychologique, que ce soit par le biais de consultations individuelles ou de groupes de soutien, est une étape clé pour assurer le bien-être mental du patient.

6. Intégration des aidants :
Les proches qui assument le rôle d'aidants doivent être formés et soutenus. Leur rôle est essentiel pour une transition en douceur. Ils devraient être équipés des compétences nécessaires pour aider le patient et connaître les ressources disponibles en cas de besoin.

7. Réadaptation et physiothérapie :
Si nécessaire, des séances de réadaptation ou de physiothérapie peuvent être organisées à domicile ou dans un centre spécialisé pour aider le patient à retrouver son autonomie.

8. Gestion de la douleur :
Assurer une gestion efficace de la douleur postopératoire est essentiel pour le confort du patient et sa récupération. Cela nécessite une bonne communication entre le patient, les aidants et l'équipe médicale.

9. Réintégration sociale :
Encourager le patient à reprendre, progressivement, ses activités sociales et ses hobbies peut grandement aider à son rétablissement émotionnel et physique.

Assurer une transition en douceur pour le patient nécessite une approche multidisciplinaire, centrée sur le patient. Avec une planification minutieuse, une communication ouverte et un soutien continu, le patient est plus susceptible de vivre cette transition comme une étape positive vers la guérison et la récupération.

Éduquer le patient et sa famille sur les soins postopératoires

Après une intervention neurochirurgicale, l'éducation postopératoire du patient et de sa famille est cruciale. Une bonne compréhension des soins nécessaires et des complications potentielles peut réduire l'anxiété, accélérer la récupération et prévenir d'éventuels problèmes.

1. Explication claire de la procédure :
Il est essentiel de revenir sur ce qui a été réalisé durant l'opération, afin que le patient et sa famille comprennent pleinement les implications et les attentes postopératoires.

2. Soins des plaies :
Des instructions détaillées doivent être fournies sur la manière de nettoyer et de prendre soin de toute incision

chirurgicale, y compris les signes d'infection ou d'autres complications à surveiller.

3. Activités physiques :
Il convient d'informer le patient des activités à éviter, de la nécessité de repos et de la reprise progressive des mouvements et exercices.

4. Médication :
Une liste des médicaments prescrits, leurs dosages, leur fréquence et leurs éventuels effets secondaires doit être fournie. Il est aussi important d'insister sur l'importance de respecter le régime médicamenteux.

5. Alimentation et hydratation :
Selon l'intervention, des directives spécifiques concernant l'alimentation et la consommation de liquides peuvent être nécessaires. Celles-ci doivent être clairement expliquées.

6. Signes d'alerte :
Faire connaître les symptômes qui nécessitent une attention médicale immédiate, tels que fièvre élevée, maux de tête intenses, troubles de la vision ou de la parole, faiblesse ou engourdissement, etc.

7. Suivi médical :
Renseigner le patient et sa famille sur les rendez-vous de suivi, leur fréquence et leur importance pour surveiller la progression et identifier rapidement d'éventuelles complications.

8. Soutien émotionnel :
La chirurgie, surtout neurochirurgicale, peut avoir des impacts émotionnels. Il est important de discuter des éventuels troubles de l'humeur ou du sommeil postopératoires et de suggérer des ressources ou des professionnels pouvant aider.

9. Ressources disponibles :
Fournir une liste de ressources, comme des numéros de téléphone d'urgence, des associations de patients ou des groupes de soutien.

10. Implication des aidants :
Éduquer également ceux qui seront les plus présents au côté du patient, leur donner des directives claires et les rassurer sur leur rôle essentiel dans la convalescence.

11. Réadaptation :
Si nécessaire, parler des options de rééducation et de physiothérapie disponibles et de leur importance pour une récupération complète.

L'éducation postopératoire est une démarche collaborative. Il est vital d'encourager le patient et sa famille à poser des questions et à exprimer leurs inquiétudes. En fournissant des informations claires et complètes, en offrant du soutien et en établissant une communication ouverte, le processus de guérison peut être grandement facilité.

Chapitre 26 :
LA GESTION DE CARRIÈRE
ET DÉVELOPPEMENT PROFESSIONNEL

Possibilités de formation continue
et spécialisation

La neurochirurgie est un domaine en constante évolution. Avec l'émergence de nouvelles technologies, techniques et connaissances, les infirmiers qui travaillent en neurochirurgie doivent continuellement mettre à jour leurs compétences. La formation continue et la spécialisation sont essentielles pour offrir des soins de la plus haute qualité et rester à la pointe du progrès.

1. Cours et ateliers :
De nombreux hôpitaux, associations professionnelles et institutions offrent des cours et des ateliers axés sur les avancées en neurochirurgie, la gestion des patients, les nouvelles technologies et bien d'autres sujets pertinents.

2. Diplômes avancés :
Pour ceux qui souhaitent approfondir leurs connaissances, il existe des programmes de maîtrise ou de doctorat en soins infirmiers avec une concentration en neurosciences ou en soins chirurgicaux.

3. Certifications :
Obtenir une certification dans un domaine spécifique, comme les soins neurochirurgicaux ou les soins critiques, peut non seulement améliorer les compétences mais aussi la crédibilité professionnelle. De nombreuses organisations offrent des certifications qui nécessitent des heures de

formation, une expérience pratique et la réussite d'un examen.

4. Séminaires et conférences :
Participer à des conférences nationales ou internationales permet non seulement d'apprendre les dernières avancées dans le domaine, mais aussi de réseauter avec d'autres professionnels et d'échanger des expériences et des idées.

5. Publications et recherches :
Lire des revues professionnelles, participer à des recherches ou même publier ses propres découvertes ou études de cas peut enrichir la connaissance et contribuer à l'avancement du domaine.

6. Formations en ligne :
Avec l'essor de la technologie, de nombreux cours et formations sont désormais disponibles en ligne, offrant flexibilité et commodité.

7. Spécialisations supplémentaires :
Selon l'intérêt, un infirmier en neurochirurgie peut choisir de se spécialiser davantage dans des domaines tels que la neuro-oncologie, la chirurgie pédiatrique, la réhabilitation neurologique, etc.

8. Enseignement et mentorat :
Transmettre ses connaissances à la nouvelle génération d'infirmiers ou devenir mentor pour des infirmiers moins expérimentés peut également être une façon d'apprendre et de contribuer à la profession.

9. Engagement associatif :
Rejoindre des associations professionnelles spécifiques à la neurochirurgie ou aux soins infirmiers en général peut offrir des opportunités de formation, des ressources, des bourses d'études et un réseau professionnel.

10. Collaborations interdisciplinaires :
Travailler en étroite collaboration avec d'autres professionnels de santé, tels que des neurochirurgiens, des radiologues, des anesthésistes, peut offrir une perspective unique et approfondir la compréhension des soins holistiques.

Se former continuellement n'est pas seulement bénéfique pour la carrière de l'infirmier, mais c'est aussi essentiel pour garantir que les patients reçoivent les soins les plus sûrs, les plus efficaces et les plus actuels possibles. Dans le monde rapide et complexe de la neurochirurgie, l'engagement envers l'apprentissage continu est indispensable.

Gérer l'équilibre travail-vie personnelle en neurochirurgie

Le domaine de la neurochirurgie est exigeant, à la fois physiquement et émotionnellement. Les professionnels de cette spécialité, qu'ils soient chirurgiens, infirmiers ou autres membres de l'équipe médicale, sont souvent confrontés à des situations tendues, à des horaires irréguliers et à des urgences imprévues. Dans ce contexte, il est crucial de trouver un équilibre entre les responsabilités professionnelles et la vie personnelle pour prévenir l'épuisement professionnel et maintenir une bonne santé mentale.

1. Planification et organisation :
La clé est d'anticiper et de planifier. Utiliser un agenda ou une application de planification pour gérer les horaires, fixer des temps de repos, et délimiter des moments dédiés aux loisirs ou à la famille permet d'éviter le surmenage.

2. Prioriser la santé mentale et physique :
Il est essentiel de reconnaître ses propres limites. Intégrer des activités comme le sport, la méditation ou même des passe-temps créatifs peut aider à gérer le stress. De plus, consulter un professionnel de la santé mentale ou un conseiller peut fournir des outils pour gérer les émotions complexes associées à cette profession.

3. Prendre des congés réguliers :
Même s'il peut sembler difficile de s'éloigner du travail, des vacances ou même de courts séjours peuvent aider à se ressourcer et à prévenir l'épuisement.

4. Établir des limites :
Il est crucial de savoir dire non lorsque c'est nécessaire et de définir des limites entre le travail et la maison. Éviter de ramener le travail à la maison et se déconnecter des e-mails ou des appels professionnels pendant les temps libres peut aider à maintenir cet équilibre.

5. Chercher le soutien :
Discuter avec des collègues ou des mentors qui ont réussi à trouver un équilibre peut offrir des perspectives et des stratégies utiles. Le soutien des proches peut également aider à gérer les pressions du travail.

6. Flexibilité :
Si possible, négocier des horaires flexibles ou la possibilité de travailler à distance peut aider à équilibrer les responsabilités professionnelles et personnelles.

7. Continuer à se former :
La formation continue, non seulement en neurochirurgie mais aussi en gestion du temps, communication et bien-être, peut fournir des outils et des compétences pour mieux gérer l'équilibre.

8. Cultiver des passions hors du travail :
Avoir des activités ou des passions en dehors de la neurochirurgie peut offrir une évasion et un moyen de décompresser.

9. Réévaluer régulièrement :
L'équilibre travail-vie personnelle n'est pas statique. Il est essentiel de prendre le temps de réfléchir régulièrement à sa situation, d'évaluer ce qui fonctionne ou non, et d'ajuster en conséquence.

10. Accepter que la perfection n'est pas toujours possible :
Il y aura des jours où l'équilibre semblera hors d'atteinte. Dans ces moments, il est important de se rappeler que chacun fait de son mieux et que l'équilibre est un processus continu.

Bien que la neurochirurgie soit une profession exigeante, il est possible de trouver un équilibre. Cela demande de la conscience de soi, une planification soignée, et le soutien d'une communauté, mais les avantages d'une carrière équilibrée en valent largement la peine.

Réseau professionnel et participation à des conférences et symposiums

L'évolution rapide de la médecine et, en particulier, de la neurochirurgie, requiert une mise à jour constante des connaissances. Dans ce contexte, l'importance du réseau professionnel et la participation à des conférences et symposiums sont inestimables. Elles offrent non seulement une occasion d'apprentissage mais aussi de collaboration et d'échange.

1. Avantages de la mise en réseau professionnel :
   - **Échange d'expertise** : Le réseautage permet aux professionnels de partager leurs expériences, leurs recherches et leurs découvertes, enrichissant ainsi la pratique de chacun.
   - **Opportunités de collaboration** : Rencontrer d'autres experts dans le domaine peut ouvrir la porte à de nouvelles collaborations en matière de recherche, de publications ou de projets cliniques.
   - **Développement de la carrière** : Le réseau professionnel peut conduire à des opportunités d'emploi, des offres de mentorat, ou des collaborations académiques.
   - **Support moral et émotionnel** : Partager des défis et des réussites avec des collègues qui comprennent la nature exigeante du métier peut être un soutien psychologique essentiel.
2. La valeur des conférences et symposiums :
   - **Mise à jour des connaissances** : Ces événements sont souvent l'occasion pour les experts de présenter les dernières avancées, techniques chirurgicales ou découvertes en neurochirurgie.
   - **Ateliers pratiques** : De nombreux symposiums offrent des ateliers où les participants peuvent avoir une formation pratique sur les dernières techniques ou technologies.
   - **Présentation de recherches** : Les conférences sont souvent une plateforme pour présenter des travaux de recherche, recevoir des feedbacks et établir sa réputation dans le domaine.
   - **Rencontres interdisciplinaires** : Ces événements rassemblent souvent des experts de divers domaines connexes, favorisant une approche interdisciplinaire à la prise en charge des patients.
3. Maximiser le bénéfice des conférences :
   - **Préparation** : Avant de participer, il est bon de se familiariser avec l'agenda, de choisir les sessions

pertinentes et de préparer d'éventuelles questions ou discussions.

- **Participation active** : Au lieu d'être un simple spectateur, l'engagement actif, comme poser des questions ou participer à des débats, maximise les avantages de l'événement.
- **Réseautage** : Utiliser les pauses et les événements sociaux pour rencontrer et échanger avec d'autres participants.
- **Suivi** : Après l'événement, entrer en contact avec les personnes rencontrées et explorer des possibilités de collaboration ou d'échange.

Le réseau professionnel et la participation active à des conférences et symposiums sont des éléments centraux de la croissance professionnelle en neurochirurgie. Ils favorisent l'apprentissage continu, la collaboration et l'avancement de la profession dans son ensemble.

Chapitre 27 :
LA SÉCURITÉ AU TRAVAIL
ET PRÉVENTION DES RISQUES

Les risques spécifiques
à la neurochirurgie
(radiations, ergonomie, etc.)

La neurochirurgie, en tant que discipline médicale, présente un ensemble de risques spécifiques pour les professionnels qui y travaillent. Ces risques sont intrinsèques à la complexité des interventions, aux technologies utilisées, et à la nature délicate du système nerveux. Voici un aperçu des principaux risques auxquels sont confrontés les neurochirurgiens et l'équipe médicale qui les accompagne.

1. Exposition aux radiations :
De nombreuses procédures en neurochirurgie nécessitent l'utilisation d'imagerie en temps réel, comme la fluoroscopie, pour guider le chirurgien pendant l'intervention.
- **Risques** : Une exposition répétée aux rayonnements peut augmenter le risque de maladies comme le cancer, ainsi que d'autres affections.
- **Prévention** : Il est crucial de limiter le temps d'exposition, d'utiliser des écrans de protection et de porter des vêtements de protection comme des tabliers plombés.

2. Ergonomie et troubles musculo-squelettiques :
Les chirurgiens passent de nombreuses heures en position statique, souvent dans des postures non ergonomiques, en

se penchant ou en tournant le cou pour avoir une meilleure vue du champ opératoire.

- **Risques** : Ces postures peuvent entraîner des douleurs chroniques, des troubles musculo-squelettiques, ou des blessures à long terme.
- **Prévention** : L'utilisation de supports ergonomiques, la prise de pauses régulières pour étirer le corps, et la formation en ergonomie peuvent aider à minimiser ces risques.

3. Risques infectieux :
Malgré un environnement stérile, la neurochirurgie expose à des risques d'infections, tant pour le patient que pour le personnel médical.

- **Risques** : Les infections peuvent être transmises par le sang ou d'autres liquides corporels.
- **Prévention** : Il est essentiel de suivre scrupuleusement les protocoles de stérilisation, d'utiliser des équipements de protection individuelle et de se tenir régulièrement informé des meilleures pratiques.

4. Fatigue et stress :
La nature exigeante de la neurochirurgie, les longues heures de travail et l'importance cruciale des décisions à prendre peuvent entraîner une fatigue mentale et physique.

- **Risques** : La fatigue peut compromettre la concentration, augmenter le risque d'erreur et affecter la santé mentale.
- **Prévention** : Il est important d'avoir un bon équilibre travail-vie personnelle, de prendre des pauses et de disposer de ressources pour gérer le stress.

5. Exposition aux produits chimiques :
L'utilisation de désinfectants, de produits de stérilisation et d'autres substances chimiques est courante en neurochirurgie.

- **Risques** : L'exposition peut entraîner des réactions allergiques, des irritations ou d'autres problèmes de santé.
- **Prévention** : Il est recommandé d'utiliser des équipements de protection individuelle appropriés, de travailler dans des zones bien ventilées et de suivre les recommandations sur l'utilisation et l'élimination des produits.

Bien que la neurochirurgie soit une discipline passionnante et gratifiante, elle comporte également des risques spécifiques. Une prise de conscience de ces risques et une formation continue sur les meilleures pratiques préventives sont essentielles pour garantir la sécurité et le bien-être des professionnels de la santé.

Mesures préventives et bonnes pratiques

La neurochirurgie, avec sa nature délicate et ses implications potentielles pour la qualité de vie des patients, nécessite une approche méticuleuse pour minimiser les risques. Pour assurer la sécurité des patients et des professionnels de santé, certaines mesures préventives et bonnes pratiques sont indispensables. Voici une synthèse des mesures clés à adopter :

1. Stérilisation et désinfection :
- **Mesures** : Assurer la stérilité des instruments chirurgicaux et du champ opératoire, utiliser des agents désinfectants efficaces, et suivre scrupuleusement les protocoles de stérilisation.
- **Bonnes pratiques** : Former régulièrement le personnel sur les dernières techniques de stérilisation et vérifier périodiquement l'efficacité des processus.

2. Protection contre les radiations :
- **Mesures** : Limiter le temps d'exposition aux rayonnements, utiliser des écrans de protection, et porter des équipements de protection tels que des tabliers plombés lors de l'utilisation de l'imagerie.
- **Bonnes pratiques** : Éduquer le personnel sur les dangers des rayonnements et s'assurer que les équipements d'imagerie sont régulièrement entretenus et calibrés.

3. Ergonomie en salle d'opération :
- **Mesures** : Investir dans des équipements ergonomiques, tels que des tables et des chaises ajustables, et encourager les chirurgiens à adopter des postures correctes pendant la chirurgie.
- **Bonnes pratiques** : Organiser des ateliers sur l'ergonomie et encourager le personnel à prendre des pauses pour étirer le corps.

4. Prévention des infections :
- **Mesures** : Utiliser des équipements de protection individuelle, comme des gants, des masques et des blouses, et suivre strictement les protocoles d'hygiène.
- **Bonnes pratiques** : Dispenser des formations continues sur les techniques d'hygiène et surveiller régulièrement les taux d'infection hospitalière.

5. Gestion du stress et de la fatigue :
- **Mesures** : Encourager un équilibre sain entre le travail et la vie personnelle, mettre en place des dispositifs de soutien psychologique pour le personnel, et promouvoir des horaires de travail raisonnables.
- **Bonnes pratiques** : Organiser des sessions de sensibilisation sur la gestion du stress et proposer des programmes de bien-être.

6. Formation continue :
- **Mesures** : Promouvoir la formation continue pour que le personnel reste à jour sur les dernières techniques, recherches et protocoles en neurochirurgie.

- **Bonnes pratiques** : Offrir des opportunités de participation à des conférences, ateliers et séminaires, et encourager l'échange d'expériences entre professionnels.

7. Revue des incidents :
   - **Mesures** : Mettre en place un système de déclaration des incidents pour analyser et apprendre des erreurs ou des complications.
   - **Bonnes pratiques** : Organiser des réunions de revue pour discuter des incidents, sans porter de jugement, afin de comprendre les causes profondes et de prévenir leur récurrence.

En adoptant ces mesures préventives et bonnes pratiques, la neurochirurgie peut continuer à progresser tout en assurant la sécurité des patients et des professionnels impliqués.

Protocoles d'intervention en cas d'incident

En neurochirurgie, compte tenu de la délicatesse et de la complexité de la discipline, la mise en place de protocoles d'intervention en cas d'incident est cruciale pour garantir la sécurité et le bien-être des patients. Voici un aperçu des étapes générales qui pourraient être incluses dans un tel protocole :

1. Évaluation initiale :
   - **Identifier la nature et la gravité de l'incident** : Est-ce une hémorragie, une lésion nerveuse non intentionnelle, un problème d'équipement ou autre ?
   - **Stabiliser le patient** : Assurer que les fonctions vitales du patient sont stables, notamment la respiration, la circulation et le niveau de conscience.

2. Communication :
- **Informer l'équipe** : Assurer que tous les membres de l'équipe chirurgicale sont conscients de l'incident et des mesures correctives en cours.
- **Notifier le chef de service ou le superviseur** : Cela permet d'obtenir une assistance supplémentaire ou des conseils sur la gestion de l'incident.

3. Intervention immédiate :
- **Arrêter la source du problème** : Par exemple, en cas de saignement, tenter de contrôler l'hémorragie.
- **Réparer la lésion** : Si possible, réparer immédiatement toute lésion ou dommage causé.
- **Documenter l'incident** : Il est crucial de documenter avec précision ce qui s'est passé, les mesures prises et tout changement dans l'état du patient.

4. Gestion post-incident :
- **Surveiller le patient** : Une surveillance étroite du patient est essentielle pour détecter d'éventuelles complications ou effets secondaires résultant de l'incident.
- **Informer la famille** : La famille du patient doit être tenue informée, dans la mesure du possible, de manière honnête et transparente.
- **Analyse de l'incident** : Il est important de comprendre la cause profonde de l'incident pour éviter des récurrences.

5. Évaluation et amélioration :
- **Réunions de debriefing** : Réunir l'équipe pour discuter de l'incident, identifier les leçons apprises et définir des mesures pour éviter que cela ne se reproduise.
- **Mise à jour des protocoles** : En fonction de la nature de l'incident, il peut être nécessaire de revoir et d'ajuster les protocoles actuels.
- **Formation et sensibilisation** : Organiser des sessions de formation pour renforcer les bonnes pratiques et prévenir les incidents futurs.

6. Soutien :
- **Soutien psychologique pour l'équipe** : Les incidents peuvent avoir un impact émotionnel sur l'équipe. Il est important de leur offrir un soutien psychologique si nécessaire.
- **Soutien pour le patient et sa famille** : Ils peuvent avoir besoin d'un soutien psychologique ou d'informations supplémentaires pour gérer les conséquences de l'incident.

Il est important de souligner que ces étapes générales doivent être adaptées spécifiquement à chaque établissement et à chaque type d'incident. La préparation, la formation continue et la revue régulière des protocoles sont essentielles pour assurer une intervention efficace en cas d'incident en neurochirurgie.

Chapitre 28 :
FORMATION CONTINUE
ET PERSPECTIVES D'AVENIR

Importance de la mise à jour
des compétences et connaissances

La mise à jour constante des compétences et des connaissances est fondamentale dans le domaine médical, et en particulier en neurochirurgie, une discipline qui évolue rapidement avec l'émergence de nouvelles techniques, technologies et recherches. Voici quelques raisons qui soulignent l'importance de cette mise à jour :

- **Évolution rapide de la technologie et des techniques :** La technologie médicale, en particulier dans le domaine de la neurochirurgie, évolue à une vitesse fulgurante. De nouveaux équipements, de nouvelles méthodes d'intervention et des procédures moins invasives sont constamment développés. Pour offrir les meilleurs soins possibles, les professionnels de santé doivent être à la pointe de ces innovations.
- **Amélioration de la sécurité des patients :** Des connaissances actualisées permettent d'éviter les erreurs médicales, de mieux anticiper les complications possibles et d'appliquer les meilleures pratiques pour assurer la sécurité du patient.
- **Augmentation de l'efficacité des soins :** Des compétences à jour peuvent réduire le temps de récupération, minimiser les douleurs postopératoires et améliorer les résultats à long terme pour les patients.
- **Normes professionnelles et réglementations :** Les organismes de réglementation médicale établissent

185

souvent des normes qui requièrent une formation continue. Ne pas respecter ces normes peut avoir des conséquences juridiques ou professionnelles.

- **Concurrence professionnelle :** Dans un monde médical compétitif, être au fait des dernières avancées peut offrir un avantage certain, que ce soit pour la reconnaissance par les pairs, la progression de carrière ou l'attraction des patients.
- **Confiance des patients :** Les patients sont de plus en plus informés grâce à l'accès à l'information via internet. Un professionnel à jour renforce la confiance du patient en ses capacités et en la qualité des soins qu'il reçoit.
- **Stimulation intellectuelle et satisfaction professionnelle :** L'apprentissage continu peut être une source de motivation, permettant aux professionnels de rester passionnés et engagés dans leur travail.
- **Collaboration interdisciplinaire :** Avec l'évolution des connaissances, les frontières entre les différentes spécialités médicales peuvent parfois s'estomper. La mise à jour régulière permet une meilleure collaboration et une compréhension mutuelle entre spécialités.
- **Prévention de l'épuisement professionnel :** La sensation de stagnation ou de dépasser peut contribuer à l'épuisement professionnel. La formation continue peut offrir un renouveau, une nouvelle perspective et un sentiment d'accomplissement.
- **Éthique professionnelle :** En fin de compte, il est de la responsabilité éthique de chaque professionnel de santé de garantir qu'il ou elle offre les meilleurs soins possibles. Cela ne peut être réalisé que par un engagement envers l'apprentissage continu.

Ainsi, la mise à jour des compétences et connaissances n'est pas simplement souhaitable; elle est impérative. Elle garantit que les professionnels de santé peuvent offrir des soins de la plus haute qualité, s'adapter aux défis changeants du domaine médical et maintenir une carrière épanouissante et fructueuse.

Les avancées technologiques et leur impact sur la pratique infirmière en neurochirurgie

Les avancées technologiques ont révolutionné le monde de la médecine, et en particulier le domaine de la neurochirurgie. Cela a inévitablement eu un impact profond sur la pratique infirmière. Voici une exploration de cet impact :

- **Imagerie médicale avancée :** L'introduction de technologies d'imagerie de pointe comme l'IRM fonctionnelle, la tractographie et la neuronavigation a permis une visualisation plus précise du cerveau. Pour l'infirmier, cela signifie une meilleure préparation préopératoire, une surveillance plus précise pendant l'intervention, et une évaluation postopératoire améliorée.
- **Robotique et assistance par ordinateur :** Les robots chirurgicaux, guidés par ordinateur, offrent une précision inégalée dans certaines interventions. Les infirmiers doivent désormais collaborer étroitement avec ces technologies, assurer leur bon fonctionnement et être formés à leur utilisation.
- **Télémédecine :** Les plateformes numériques permettent désormais une surveillance à distance des patients, des consultations virtuelles et des suivis en ligne. Cela a modifié la manière dont les infirmiers interagissent avec les patients et les autres professionnels de santé.

- **Applications et objets connectés :** Les montres intelligentes, les applications de suivi des symptômes et autres dispositifs peuvent aider à surveiller l'état neurologique des patients. Les infirmiers doivent être formés à l'utilisation de ces outils, à leur intégration dans le plan de soins, et à l'interprétation des données.
- **Systèmes de gestion électronique des dossiers des patients :** Ces systèmes permettent une meilleure coordination des soins, une documentation plus précise et un accès plus rapide à l'information cruciale. Les infirmiers doivent désormais être à l'aise avec ces technologies.
- **Formation par réalité virtuelle :** La réalité virtuelle offre désormais des plateformes de formation immersive, permettant aux infirmiers de s'entraîner à gérer des situations complexes dans un environnement contrôlé.
- **Impression 3D :** Utilisée pour créer des modèles du cerveau ou de la colonne vertébrale, l'impression 3D peut aider les équipes médicales à planifier des interventions complexes. Les infirmiers peuvent utiliser ces modèles pour expliquer les procédures aux patients ou pour se préparer à des interventions spécifiques.
- **Nouveaux dispositifs médicaux :** Les avancées technologiques ont conduit à l'introduction de dispositifs médicaux plus sophistiqués pour la surveillance et le traitement. Les infirmiers doivent être formés à leur utilisation, à leur entretien et à la détection rapide des dysfonctionnements.
- **Biomarqueurs et génomique :** L'avancée de la recherche sur les biomarqueurs et la génomique pourrait permettre une prise en charge personnalisée des patients. Les infirmiers devront comprendre ces concepts et leur implication dans le traitement.

- **Systèmes d'alerte avancés :** Des dispositifs intégrés peuvent désormais détecter précocement des changements dans l'état d'un patient et alerter les soignants. Les infirmiers doivent être réactifs à ces alertes et agir en conséquence.

L'impact des avancées technologiques sur la pratique infirmière en neurochirurgie est profond. Elles offrent des outils précieux pour améliorer les soins aux patients, mais nécessitent également une formation continue, une adaptabilité et une mise à jour régulière des compétences. Ces innovations, tout en étant prometteuses, imposent aux infirmiers une responsabilité accrue pour garantir leur utilisation optimale au service des patients.

Construire une carrière enrichissante : spécialisations et opportunités de croissance

La construction d'une carrière enrichissante dans le domaine médical, et en particulier pour les infirmiers, requiert à la fois une vision à long terme et une adaptabilité aux changements constants du secteur de la santé. Voici comment un professionnel peut envisager la structuration de sa carrière, en se concentrant sur les spécialisations et les opportunités de croissance :

1. Éducation de base et formation initiale :
   - Tout commence par une solide formation initiale. Obtenir un diplôme d'infirmier est la première étape, mais le voyage ne s'arrête pas là.
   - Les stages cliniques pendant la formation sont essentiels pour comprendre où se situe la passion du futur infirmier, que ce soit en pédiatrie, en soins intensifs, en neurochirurgie ou dans tout autre domaine.

2. Premier emploi et expérience clinique :
- Les premières années d'exercice sont cruciales. Elles permettent d'acquérir une expérience pratique, de se familiariser avec le rythme de travail et de comprendre les nuances du rôle d'infirmier.
- Il est essentiel de rester ouvert à l'apprentissage, de demander des conseils aux collègues plus expérimentés et de participer à des formations continues.

3. Spécialisations :
- Une fois que l'infirmier a acquis une certaine expérience, il peut envisager de se spécialiser dans un domaine particulier. Cela peut inclure des spécialisations comme infirmier anesthésiste, infirmier praticien, ou infirmier en soins intensifs, pour n'en nommer que quelques-unes.
- Obtenir une certification dans une spécialité peut améliorer les perspectives d'emploi, augmenter le potentiel de salaire et offrir des opportunités dans des domaines de pointe de la médecine.

4. Éducation avancée :
- L'obtention d'un diplôme d'études supérieures, comme un master ou un doctorat en sciences infirmières, peut ouvrir de nombreuses portes. Cela peut conduire à des rôles de leadership, d'éducation, de recherche ou de pratique avancée.
- Cette étape peut également permettre de se lancer dans des domaines connexes, comme l'administration hospitalière, la politique de santé ou la santé publique.

5. Rôles de leadership :
- Avec l'expérience et l'éducation, vient l'opportunité d'assumer des rôles de leadership. Ces rôles peuvent inclure la gestion d'une équipe d'infirmiers, la supervision des opérations d'une unité ou d'un département, ou même la direction d'un établissement de santé.

- Les compétences en leadership peuvent être renforcées par des formations spécifiques, des séminaires et des ateliers.
6. Implication professionnelle :
   - Participer à des organisations professionnelles, assister à des conférences, publier des articles ou effectuer des recherches sont autant de moyens de se tenir au courant des dernières avancées et d'élargir son réseau professionnel.
   - Cela peut également mener à des opportunités de consultation, d'enseignement ou de prise de parole en public.
7. Mentorat :
   - Après avoir acquis une expérience significative, devenir mentor pour les jeunes infirmiers peut être très gratifiant. Transmettre ses connaissances et aider les autres à grandir est une manière précieuse de redonner à la profession.
8. Équilibre travail-vie personnelle :
   - Au fur et à mesure de l'évolution de sa carrière, il est essentiel de garder un œil sur l'équilibre entre le travail et la vie personnelle. Prendre soin de sa santé mentale et physique, passer du temps avec sa famille et ses amis, et poursuivre des passions en dehors du travail sont cruciaux pour une carrière durable et enrichissante.
9. Préparation à la retraite :
   - Alors que la fin de carrière approche, il est sage de commencer à planifier sa retraite. Cela peut inclure des considérations financières, mais aussi des réflexions sur la manière dont on souhaite passer son temps pendant la retraite, que ce soit en voyageant, en faisant du bénévolat ou en poursuivant d'autres passions.

Construire une carrière enrichissante en tant qu'infirmier nécessite une planification, une éducation continue, une spécialisation ciblée, et une adaptabilité aux changements et aux défis du secteur de la santé. Chaque étape offre ses propres récompenses et défis, et il est essentiel d'adopter une perspective à long terme tout en profitant du voyage à chaque étape.

Chapitre 29 :
CONCLUSIONS ET RÉFLEXIONS

Le parcours du combattant de l'infirmier en neurochirurgie : passion, défi et dévouement

Le parcours de l'infirmier en neurochirurgie est une traversée semée d'obstacles, exigeant à la fois une expertise technique, une résilience émotionnelle et une détermination sans faille. Ce chemin, quoique ardu, est empreint d'une passion brûlante pour la médecine, une volonté inébranlable de surmonter les défis et un dévouement profond envers les patients.

La passion est le premier feu qui anime ces professionnels de la santé. Dès les premiers jours de leur formation, ils sont captivés par la complexité du cerveau, cette merveille d'architecture qui détient les secrets de la conscience, de la mémoire, de la personnalité. Ils sont fascinés par la capacité qu'offre la neurochirurgie à intervenir directement sur cet organe, à améliorer, voire à sauver des vies. Cette passion est le moteur qui les pousse à s'immerger dans des heures d'études, de pratiques et de simulations, à rester à jour avec les avancées technologiques et à toujours chercher à perfectionner leurs compétences.

Les défis, en revanche, sont constants. Chaque patient est un cas unique, avec sa propre histoire, ses propres craintes, ses propres espoirs. L'infirmier doit non seulement maîtriser une gamme de compétences techniques, mais aussi développer une intelligence émotionnelle pour gérer les moments les plus stressants et les plus incertains. Les complications peuvent survenir, les décisions doivent être prises rapidement, et chaque action ou inaction peut avoir des conséquences durables.

Mais c'est le dévouement envers les patients qui est au cœur de cette profession. L'infirmier en neurochirurgie n'est pas seulement le garant de la sécurité du patient durant une procédure, il est aussi le visage rassurant au réveil, la voix apaisante dans les moments de doute, le soutien indéfectible dans le processus de guérison. Ce dévouement s'étend bien au-delà de la salle d'opération : il englobe les consultations préopératoires, les soins postopératoires et le soutien à long terme.

Le voyage de l'infirmier en neurochirurgie n'est pas une simple carrière. C'est une vocation, une mission. Il est façonné par une passion inébranlable pour la découverte et le service, par la détermination à surmonter chaque défi rencontré, et par un dévouement inégalé envers ceux qui sont confiés à leurs soins. Dans cette danse délicate entre la science et l'humanité, l'infirmier en neurochirurgie émerge comme un pilier essentiel, tissant ensemble les fils de la compétence, de la compassion et du courage.

Ressources supplémentaires pour approfondir ses connaissances

Pour approfondir vos connaissances en neurochirurgie, voici quelques ressources recommandées qui peuvent être particulièrement utiles pour les infirmiers ainsi que pour toute personne intéressée par le domaine :

- Livres et manuels :
  - **"Greenberg's Handbook of Neurosurgery"** : Un manuel exhaustif qui couvre une grande variété de sujets en neurochirurgie.

- **"Neurology for the Non-Neurologist"** : Un guide pour ceux qui cherchent à comprendre les bases de la neurologie et les implications chirurgicales.
- Journaux spécialisés :
  - Journal of Neurosurgery (JNS)
  - Neurosurgery
  - World Neurosurgery
  - Ces revues contiennent des articles de recherche, des études de cas, et d'autres contributions scientifiques récentes dans le domaine.
- Associations et organisations :
  - World Federation of Neurosurgical Societies (WFNS)
  - American Association of Neurological Surgeons (AANS)
  - European Association of Neurosurgical Societies (EANS)
  - Ces associations offrent des ressources, des formations, des conférences, et des occasions de networking pour les professionnels du domaine.
- Formations en ligne et webinaires :
  - **Coursera, Udemy, EdX** : De nombreuses universités et institutions offrent des cours en ligne gratuits ou payants en neurologie et neurochirurgie.
  - **Webinaires de l'AANS** : Pour des mises à jour régulières sur les avancées et les pratiques actuelles.
- Applications et outils numériques :
  - **Touch Surgery** : Une application de simulation chirurgicale qui permet aux utilisateurs de pratiquer et de visualiser des procédures chirurgicales.

- **NeuroMind** : Une application offrant des scores cliniques, des guides anatomiques, et d'autres outils pour les professionnels de la neurochirurgie.
- Podcasts :
    - **Neurosurgery Podcast** : Aborde une variété de sujets liés à la neurochirurgie, des discussions sur les dernières recherches aux entretiens avec des experts du domaine.
- Forums et groupes de discussion :
    - **Neurosurgery Hub** : Un forum où les professionnels peuvent poser des questions, partager des expériences et discuter des dernières avancées.
- Conférences et symposiums :
- Participer à des conférences spécialisées est une excellente façon de se tenir au courant des dernières recherches, d'échanger avec d'autres professionnels et de participer à des ateliers pratiques.
- Centres de recherche et hôpitaux spécialisés :
    - Visiter ou collaborer avec des institutions renommées comme la **Mayo Clinic**, **Johns Hopkins**, ou d'autres centres neurochirurgicaux de premier plan pour approfondir l'expertise.

Voici une liste de ressources pertinentes pour approfondir leurs connaissances :
- Livres et manuels :
    - **"Neurochirurgie"** de Guillaume Lot et Emmanuel Mandonnet : Un manuel essentiel pour les étudiants et professionnels en neurochirurgie.
    - **"Atlas de neurochirurgie"** : Un guide visuel détaillant les procédures et les techniques courantes.

- Journaux spécialisés :
  - **Neurochirurgie** : La revue officielle de la Société Française de Neurochirurgie, publiant des articles de recherche, des revues, et des études de cas.
  - **Journal de Neuroradiologie** : Axé sur la neuroradiologie, mais pertinent pour ceux en neurochirurgie.
- Associations et organisations :
  - **Société Française de Neurochirurgie (SFNC)** : L'organisation offre des ressources, des formations, des conférences, et des occasions de networking pour les professionnels du domaine en France.
  - **Association des Neurochirurgiens de Langue Française (ANLF)** : Favorise les échanges entre les neurochirurgiens francophones.
- Formations en ligne et webinaires :
  - **Université Numérique Francophone Mondiale (UNFM)** : Propose des cours en ligne gratuits sur divers sujets médicaux, y compris la neurochirurgie.
  - **Webinaires de la SFNC** : Des mises à jour régulières sur les avancées et les meilleures pratiques actuelles.
- Forums et groupes de discussion :
  - Certains forums médicaux généraux, comme **Remede.org**, ont des sections dédiées à la neurochirurgie où les professionnels peuvent échanger.
- Conférences et symposiums :
  - La SFNC et d'autres organisations similaires organisent régulièrement des conférences et des ateliers spécialisés en France et dans d'autres pays francophones.

- Centres de recherche et hôpitaux spécialisés :
  - Établissements comme la **Pitié-Salpêtrière** à Paris, le **CHU de Bordeaux**, entre autres, sont des centres renommés pour la neurochirurgie et offrent souvent des formations, des ateliers et des recherches spécialisées.
- Podcasts et médias :
- Si bien que les podcasts en neurochirurgie en français peuvent être plus rares, il est toujours bon de vérifier régulièrement les plateformes comme Spotify ou Apple Podcasts pour des émissions médicales francophones qui pourraient traiter de sujets liés.

Il est toujours recommandé de vérifier la pertinence et la crédibilité des ressources, surtout lorsqu'il s'agit d'informations médicales. La participation à des réseaux professionnels, des associations ou des institutions académiques peut également aider à identifier et à accéder aux meilleures ressources disponibles.

Inspirer la prochaine génération d'infirmiers dédiés

La profession infirmière est un mélange unique de science, d'art, de dévouement et de passion. À chaque tournant de l'histoire, des infirmiers dévoués ont laissé une empreinte indélébile, répondant aux besoins des malades, soutenant les familles dans la détresse, et façonnant les politiques de santé à travers le monde. Aujourd'hui, face à une société en évolution rapide et à des défis médicaux sans précédent, il est crucial d'inspirer la prochaine génération d'infirmiers dédiés.

Imaginez un jeune adulte, peut-être incertain de sa voie, mais possédant un désir inné d'aider les autres. Comment lui montrer la beauté, la complexité et la profonde satisfaction que peut apporter la profession infirmière ? Tout commence par raconter des histoires, celles de patients qui ont vu leur vie transformée grâce à l'attention et aux soins d'un infirmier, ou celles d'infirmiers eux-mêmes qui ont bravé des tempêtes pour fournir des soins vitaux.

Les institutions d'enseignement ont également un rôle primordial à jouer. Elles doivent non seulement équiper les étudiants des compétences techniques nécessaires, mais aussi nourrir cette étincelle d'empathie, cette soif de comprendre l'humain sous toutes ses facettes. Les programmes d'études doivent refléter la réalité changeante du monde médical tout en préservant l'essence humaniste de la profession.

Il est également important de briser les stéréotypes. L'infirmière n'est pas qu'une figure auxiliaire à l'ombre des médecins. C'est un professionnel de la santé à part entière, capable de jugements cliniques, de recherche et d'innovation. Mettons en avant des exemples de leaders infirmiers, de chercheurs et d'entrepreneurs qui repoussent les limites de ce que cela signifie d'être infirmier.

Et bien sûr, il est fondamental d'offrir des opportunités. Des stages, des programmes de mentorat, des échanges internationaux; chaque expérience est une fenêtre ouverte sur le vaste monde des soins infirmiers. Ces occasions permettent aux jeunes aspirants infirmiers de voir les nombreuses facettes et spécialisations de la profession, qu'il s'agisse de neurochirurgie, de soins palliatifs, de recherche en oncologie ou de santé publique.

Enfin, pour inspirer, il faut soutenir. La profession infirmière est exigeante, tant physiquement qu'émotionnellement. Il est donc essentiel de mettre en place des structures de soutien, que ce soit par le biais de groupes de parole, de formations continues, ou d'opportunités de développement professionnel.

Inspirer la prochaine génération d'infirmiers dédiés revient à peindre un tableau vivant de ce que signifie être infirmier aujourd'hui : un mélange de science et d'humanité, de défis et de récompenses, d'histoire et d'innovation. C'est un appel à tous ceux qui ont le cœur ouvert et la volonté d'apporter un changement positif dans le monde, un patient à la fois.

Retrouvez chacun de mes livres publiés sur Amazon sur le lien suivant :

https://www.amazon.fr/dp/B0CP8T3K57

Pour un prix unitaire beaucoup plus intéressant, vous pouvez également acheter l'intégralité de mes livres en format e-books (pdf) sur le site internet suivant :

http://espaceformation-ide.com

Avec toute ma considération…

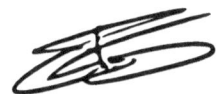

www.ingramcontent.com/pod-product-compliance
Lightning Source LLC
Chambersburg PA
CBHW072155290526
45794CB00004B/1521